Fariza Halimova
Firuz Shukurov

Curso de palestras sobre fisiologia normal. Volume dois

Fariza Halimova
Firuz Shukurov

Curso de palestras sobre fisiologia normal. Volume dois

ScienciaScripts

Imprint

Any brand names and product names mentioned in this book are subject to trademark, brand or patent protection and are trademarks or registered trademarks of their respective holders. The use of brand names, product names, common names, trade names, product descriptions etc. even without a particular marking in this work is in no way to be construed to mean that such names may be regarded as unrestricted in respect of trademark and brand protection legislation and could thus be used by anyone.

Cover image: www.ingimage.com

This book is a translation from the original published under ISBN 978-620-7-64141-3.

Publisher:
Sciencia Scripts
is a trademark of
Dodo Books Indian Ocean Ltd. and OmniScriptum S.R.L publishing group

120 High Road, East Finchley, London, N2 9ED, United Kingdom
Str. Armeneasca 28/1, office 1, Chisinau MD-2012, Republic of Moldova, Europe
Printed at: see last page
ISBN: 978-620-7-62293-1

KHALIMOVA FARIZA TURSUNBAEVNA

SHUKUROV FIRUZ ABDUFATTOEVICH,

CURSO TEÓRICO SOBRE FISIOLOGIA NORMAL

Volume Dois

Índice

Conferências, esta é uma continuação das conferências publicadas sobre fisiologia normal em 2023 pela Lambert Publishers. As conferências são numeradas a partir do primeiro volume de conferências.

Aula 21.

<u>Tópico: Função motora e de absorção do trato gastrointestinal.</u>

Objetivo - conhecer os tipos de movimento das diferentes partes do tubo digestivo e os mecanismos fisiológicos de absorção

Objectivos - (a) Divulgar os tipos de movimento das diferentes partes do tubo digestivo, o seu papel na digestão;

b) mostrar os mecanismos de absorção;

c) examinar as características da absorção de gorduras

Conteúdo:

A mastigação é o processo de processamento mecânico dos alimentos entre as fileiras superiores e inferiores de dentes através do movimento do maxilar inferior em relação ao maxilar superior. A mastigação é realizada pela contração dos músculos mastigatórios e mímicos, bem como dos músculos da língua. Os impulsos dos receptores da cavidade oral chegam, através das fibras sensitivas do nervo trigémeo, ao centro de mastigação, situado na medula oblonga. Os impulsos que partem daqui, através de fibras motoras do nervo trigémeo, vão para os músculos da mastigação - estes executam o movimento do maxilar inferior. Os músculos da língua, das bochechas e dos lábios movem a bola de comida na boca, alimentam e seguram a comida entre as superfícies de mastigação dos dentes. A substância negra e o córtex desempenham um papel importante na coordenação do ato de mastigar.

No registo da mastigação, são reveladas as seguintes fases: repouso, introdução do alimento na boca, tentativa, base, formação de um torrão de alimento. Cada fase e todo o período de mastigação têm duração e carácter diferentes, que dependem das propriedades e da quantidade de alimentos mastigados, da idade, do apetite, das características individuais, da plenitude do aparelho de mastigação e dos mecanismos do seu controlo.

A deglutição é a passagem de um bolo alimentar da boca para o estômago. Quando os receptores da cavidade oral são irritados, as fibras sensitivas dos nervos trigémeo, laríngeo e da úvula enviam impulsos para a medula oblonga, onde se situa o centro da deglutição. A partir daqui, os impulsos das fibras eferentes dos nervos trigémeo, lingual, hioide e vago chegam aos músculos que realizam o ato de engolir. O centro bulbar é coordenado pelos centros motores do mesencéfalo e do córtex cerebral. O centro da deglutição está em estreita ligação com o centro respiratório, inibindo-o durante a deglutição, o que impede a entrada de alimentos nas vias respiratórias. O reflexo da deglutição é constituído por três fases:

Boca (arbitrária) - nesta fase, forma-se um aglomerado de alimento com um volume de 5 a 15 cm. A língua move-o para a parte de trás da língua. Através de contracções arbitrárias da parte anterior e depois da parte média da língua, a bola de comida é pressionada contra o palato duro e transferida para a raiz da língua.

Faringe (rápida, curta e involuntária) neste caso, a irritação da raiz da língua provoca reflexivamente a contração dos músculos que elevam o palato mole, o que impede a entrada dos alimentos na cavidade nasal. Os movimentos da língua empurram o bolo alimentar para a faringe. Ao mesmo tempo, há uma contração dos músculos que deslocam o osso hioide e provocam a elevação da laringe, o que fecha a entrada das vias respiratórias, impedindo a entrada de alimentos nas mesmas. Após a entrada do bolo alimentar na faringe, há uma contração dos músculos que estreitam o seu lúmen acima do bolo alimentar, pelo que este passa para o esófago. Antes da deglutição, o esfíncter faríngeo-esofágico está fechado;

durante a deglutição, a pressão na faringe aumenta para 45 mmHg, o esfíncter abre-se e o bolo alimentar entra no início do esófago, onde a pressão não é superior a 30 mmHg. Estas duas fases da deglutição duram 1s.

Esofágica (involuntária lenta e prolongada) - nesta fase, o bolo alimentar desce pelo esófago e é transferido para o estômago. A duração desta fase é de 8 - 9s (alimentos líquidos 1 - 2s). Fora da deglutição, a entrada do esófago para o estômago é fechada pelo esfíncter esofágico inferior. Os movimentos do esófago são provocados reflexivamente em cada ato de deglutição. As contracções do esófago são ondulatórias, com origem na parte superior do esófago e propagam-se em direção ao estômago. Este tipo de contração é designado por peristáltica. Este tipo de contração ocorre devido à contração coordenada dos músculos anulares (circulares) do esófago (acima do bolo alimentar) e longitudinais (abaixo do bolo alimentar). As fibras parassimpáticas do nervo vago estimulam o peristaltismo do esófago e relaxam a parte cardíaca do estômago. As fibras simpáticas inibem a motilidade do esófago e aumentam o tónus cardíaco.

Função motora gástrica.

Durante e nos primeiros minutos após uma refeição, o estômago relaxa, para que os alimentos se depositem. O estômago possui dois pacemakers que regulam a função motora: o pacemaker *cardíaco* e o pacemaker *pilórico*. Três tipos de movimentos ocorrem num estômago cheio:

Ondas peristálticas, a sua frequência é de 3 em 1 minuto, propagam-se da parte cardíaca para a parte pilórica a uma velocidade de 1 cm/s. Durante a primeira hora após a ingestão, estas ondas são fracas, depois aumentam. Ao mesmo tempo, a pressão na secção pilórica aumenta para 10 - 25 cm de coluna de água, o esfíncter abre-se e uma porção de quimo deixa o estômago para o cólon 12-peristal. O restante quimo retorna à porção pilórica proximal do estômago. Este tipo de movimento permite a mistura e a trituração do conteúdo alimentar, proporcionando a homogeneização do quimo.

Contracções sistólicas da secção pilórica (reflexo pilórico ou estaminal). Quando o estômago está vazio, o esfíncter pilórico encontra-se num estado de relaxamento. Após a passagem da primeira porção de quimo do estômago para o cólon peristáltico devido às ondas peristálticas, ocorre uma contração reflexa do esfíncter (reflexo pilórico) e pára a saída de quimo do estômago. O principal estímulo do reflexo pilórico é o ácido clorídrico, que, juntamente com o quimo, entra no cólon 12-peristal. Os impulsos dos quimiorreceptores vão para a medula oblonga e a impulsão eferente ao longo do nervo vago para o esfíncter pilórico aumenta. É de salientar que a velocidade de evacuação do quimo do estômago para o cólon de 12 porções depende de muitos factores: volume, composição, consistência, valor da pressão osmótica, temperatura e pH, gradiente de pressão entre as cavidades do estômago e do cólon de 12 porções. Os alimentos ricos em hidratos de carbono são evacuados mais rapidamente do estômago do que os alimentos ricos em proteínas. Os alimentos gordos são evacuados mais rapidamente. O tempo de evacuação completa de alimentos mistos é de 6 a 10 horas.

Contrações tónicas para ajudar a reduzir a cavidade do fundo e do corpo do estômago.

A regulação da motilidade gástrica é efectuada por dois mecanismos principais:

1) *regulação nervosa* - efectuada pelo nervo vago (aumenta a motilidade gástrica) e pelo nervo simpático (inibe a motilidade gástrica);

2) *regulação humoral* - a motilidade gástrica é reforçada pela gastrina, motilina, serotonina, insulina e inibida pela secretina, glucagon

e VIP. O mecanismo da sua influência é direto (influência direta nos feixes musculares) e indireto - através dos neurónios intramurais.

O vómito é a libertação involuntária do conteúdo do trato digestivo através da boca (por vezes também do nariz). O vómito ocorre em duas fases: *A primeira fase é intestinal.* Envolve contracções antiperistálticas do intestino delgado e o conteúdo do intestino é empurrado para o estômago (refluxo). Após 10 a 20 segundos, inicia-se a *2ª fase (fase gástrica).* Nesta fase, o estômago contrai-se, a secção cardíaca abre-se, os músculos da parede abdominal e do diafragma contraem-se fortemente após uma inspiração profunda e o conteúdo do estômago é expelido através do esófago para a boca no momento da expiração. O vómito tem um valor protetor e ocorre reflexivamente quando a raiz da língua, a faringe, a mucosa gástrica, as vias biliares, o peritoneu, os vasos coronários e o aparelho vestibular são irritados. Pode resultar da ação de certas substâncias sobre o centro nervoso do vómito. O centro do vómito está situado na base do IV ventrículo, na formação reticular da medula oblonga. Os impulsos eferentes que asseguram o vómito seguem para o intestino, o estômago e o esófago como parte dos nervos vago e frénico, bem como para os nervos que inervam os músculos abdominais e diafragmáticos, os músculos do tronco e os membros, o que proporciona movimentos básicos e auxiliares, incluindo a postura caraterística.

Função motora do intestino delgado. Esta função proporciona a pulverização do quimo, a mistura do quimo com os sucos intestinais, a propulsão do quimo e o aumento da pressão intra-intestinal que promove a filtração de solutos da cavidade intestinal para o sangue e a linfa. Assim, a motilidade do intestino delgado contribui para a hidrólise e absorção de nutrientes. Distinguem-se os seguintes tipos de movimento:

Segmentação rítmica - este movimento é realizado devido à contração predominante da camada circular dos músculos (p.32, Fig.

J2A). Neste caso, um pequeno segmento do intestino é dividido em vários segmentos de 1,5 a 2 cm. Este tipo de movimento garante a pulverização do quimo.

Movimento de pêndulo - é realizado principalmente devido à contração dos músculos longitudinais (p.32, Fig.Zh2B). Este movimento resulta na mistura do quimo com o suco intestinal.

Movimento peristáltico - é realizado pela contração coordenada dos músculos circulares e longitudinais. Este movimento move o quimo através do intestino.

Contracções tónicas - podem ser localizadas ou podem mover-se a uma velocidade muito baixa. As contracções tónicas estreitam o lúmen intestinal numa grande extensão do intestino (este tipo de contração difere da segmentação rítmica) e contribuem para o aumento da pressão no intestino.

Contracções antiperistálticas - neste caso, a onda peristáltica move-se na direção oposta (oral). Este tipo de contração não ocorre normalmente. Este tipo de contração é caraterístico do vómito.

A regulação da motilidade intestinal é efectuada pelos seguintes mecanismos: miogénico, nervoso e humoral. O *mecanismo miogénico é* fornecido pelo automatismo dos músculos lisos intestinais, que começam a contrair-se quando o intestino é distendido. A atividade contrátil fásica da parede intestinal é fornecida pelos neurónios do plexo nervoso músculo-intestinal (auerbachiano), que têm uma atividade de fundo rítmica. É de notar que, para além deste plexo metassimpático, existem mais dois "sensores" do ritmo das contracções intestinais: no local do ducto biliar comum que flui para o cólon 12-peristal e no íleo. *A regulação nervosa é* efectuada por nervos parassimpáticos (que aumentam principalmente a motilidade intestinal) e por nervos simpáticos (que inibem a motilidade intestinal).

A regulação humoral é efectuada pela serotonina, histamina, gastrina, motilina, vasopressina, oxitacina, bradicinina (aumenta a motilidade intestinal), secretina, PMV (inibe a motilidade intestinal).

Para além dos mecanismos acima referidos, a regulação da motilidade do intestino delgado desempenha um papel importante:

1) *estímulos locais sob* a forma de produtos da digestão dos nutrientes (gorduras, ácidos, álcalis, sais), que aumentam a motilidade intestinal;

2) *reflexos* provenientes de diferentes partes do tubo digestivo: esófago-intestinal (aumenta), gastrointestinal (aumenta e inibe), reto-enteral (inibe);

3) o *ato de comer* - primeiro inibe e depois aumenta a motilidade intestinal. Além disso, é determinado pelas propriedades físicas e químicas do quimo: o quimo grosso, rico em fibras alimentares e gorduras, que não são digeridas no intestino delgado, aumenta a motilidade intestinal.

Função motora do intestino grosso. Todo o processo de digestão num adulto dura 1 a 3 dias, dos quais o tempo mais longo é gasto na permanência dos resíduos alimentares no intestino grosso. A motilidade do intestino grosso assegura a função de reservatório (acumulação de conteúdos), a absorção de um certo número de substâncias (principalmente água), a sua progressão, a formação de fezes e a sua eliminação (defecação). O intestino grosso enche-se em 24 horas e esvazia-se completamente em 48 a 72 horas.

No cólon, distinguem-se os seguintes tipos de contracções: *pequenas e grandes* contracções *pendulares, peristálticas, propulsivas e antiperistálticas*. Estes movimentos (exceto os antiperistálticos) proporcionam a mistura do conteúdo intestinal e aumentam a pressão na sua cavidade. Isto promove o espessamento do conteúdo por absorção de água. As contracções *propulsivas* fortes ocorrem 3 a 4 vezes por dia e impulsionam o conteúdo intestinal distalmente.

A inervação parassimpática (como parte dos nervos vago e pélvico) aumenta a motilidade através de reflexos condicionados e não condicionados quando o esófago, o estômago e o intestino delgado estão irritados. Os nervos simpáticos (como parte dos nervos frénicos) inibem a motilidade do intestino.

A defecação é o esvaziamento das fezes do intestino grosso como resultado da irritação dos receptores rectais pelas fezes acumuladas. A vontade de defecar ocorre quando a pressão no reto sobe para 40 a 50 cm de água. Uma pressão de 20 a 30 cmHg faz com que o reto se sinta cheio. Existem dois esfíncteres no reto: o *interno*, constituído por músculos lisos, e o *externo*, formado por músculos estriados transversais. Fora do ato de defecação, estes esfíncteres encontram-se num estado de contração tónica. O ato de defecar ocorre devido ao relaxamento destes esfíncteres, às contracções peristálticas do intestino, à contração do músculo que eleva o ânus (encurtamento da parte distal do reto) e à contração dos seus músculos anelares. No ato da defecação é de grande importância *o empurrão*, que reduz os músculos da parede abdominal e do diafragma, aumenta a pressão intra-abdominal, atingindo até 220 cm de água. O arco reflexo primário fecha-se na medula espinal lombossacra e proporciona um ato involuntário de defecação. O ato involuntário é realizado com a participação do córtex dos grandes hemisférios, dos centros da medula oblonga e do hipotálamo. Os nervos parassimpáticos (como parte do nervo pélvico) inibem o tónus do esfíncter e aumentam a motilidade rectal, estimulando o ato de defecar. Os nervos simpáticos aumentam o tónus do esfíncter e inibem a motilidade rectal. A componente arbitrária do ato de defecar consiste em influências descendentes do cérebro sobre o centro espinal, resultando no relaxamento do esfíncter externo, na contração do diafragma e dos músculos abdominais. Em pessoas saudáveis, o ato de defecar ocorre 1 a 2 vezes por dia.

Gases do cólon. Durante o dia, 100 a 500 ml de gás são excretados do intestino durante a defecação e fora dela. Com a flatulência, o seu volume pode atingir 3 litros ou mais. O estiramento do gás do intestino grosso causa desconforto, uma sensação de distensão. A distensão do intestino delgado com gás provoca dor. Forma-se uma quantidade significativa de gás no intestino. $_2$Quando os hidrocarbonetos da secreção pancreática interagem com os produtos ácidos do quimo intestinal, forma-se uma quantidade significativa de CO. Os gases são também produzidos pela microflora intestinal. Durante a digestão de certos tipos de alimentos (feijão, couve, pão preto, batatas), forma-se uma grande quantidade de gases com a participação da microflora. $_{2\ 222}$Em pessoas saudáveis, a mistura gasosa que sai do intestino inclui: N (24 - 90%), CO (4 - 29%), O (até 23%), H (0,6 - 47%), metano (0 - 26%), pequenas quantidades de sulfureto de hidrogénio, amoníaco, mercaptano.

A absorção é um conjunto de processos que asseguram a transferência de várias substâncias para o sangue e a linfa a partir do trato digestivo. As substâncias absorvidas espalham-se por todo o corpo e são incluídas no metabolismo dos tecidos. Diferentes substâncias são absorvidas por diferentes mecanismos. A absorção de macromoléculas e dos seus agregados ocorre por *fagocitose e pinocitose*. Estes mecanismos estão relacionados com a *endocitose*. A digestão intracelular está associada à endocitose. Algumas substâncias, depois de entrarem na célula por endocitose, são transportadas numa vesícula através da célula e libertadas por *exocitose* para o espaço intercelular. Este transporte de substâncias é designado por *transcitose*. Este transporte não é essencial para o transporte de nutrientes. No entanto, as imunoglobulinas, as vitaminas e as enzimas são transportadas do intestino para o sangue através deste mecanismo. Nos recém-nascidos, a transcitose é importante no transporte de proteínas do leite materno. Algumas substâncias podem ser transportadas através dos espaços intercelulares - este transporte é designado por *persorção*. Alguma água, electrólitos, algumas proteínas (anticorpos, alergénios, enzimas) e bactérias são transportadas por persorção. As micromoléculas são transportadas principalmente a partir do trato gastrointestinal: monómeros de nutrientes e iões. Este transporte é efectuado através dos seguintes mecanismos: *transporte ativo; transporte passivo; difusão facilitada.*

O transporte ativo é a transferência de substâncias através das membranas contra gradientes de concentração, osmóticos e electroquímicos, com o gasto de energia e com a participação de sistemas de transporte especiais: transportadores móveis, transportadores conformacionais e canais de transporte membranares. As membranas possuem transportadores de vários tipos. Os iões de sódio são os mais frequentemente utilizados para esse efeito. O processo dependente de sódio no intestino delgado é a absorção de glucose, galactose, aminoácidos livres, dipeptídeos, tripeptídeos, sais de ácidos biliares, bilirrubina. O transporte dependente de sódio é efectuado através de canais especiais e por transportadores móveis. Os transportadores dependentes de sódio estão localizados nas membranas apicais e as bombas de sódio estão localizadas nas membranas basolaterais dos enterócitos

O transporte passivo é efectuado sem entrada de energia por gradientes de concentração, osmóticos e electroquímicos e inclui: *difusão, filtração, osmose. A* força motriz da *difusão de* partículas de substâncias dissolvidas é o seu gradiente de concentração. Um tipo de difusão é a *osmose,* na qual o movimento ocorre de acordo com o gradiente de concentração das partículas de solvente. *A filtração é* entendida como o processo de transporte de soluto através de uma membrana porosa sob a ação da pressão hidrostática.

A difusão facilitada, tal como a difusão simples, é efectuada sem dispêndio de energia ao longo do gradiente de concentração. No entanto, a difusão facilitada é um processo mais rápido e envolve transportadores de membrana especiais.

A taxa de absorção depende das propriedades do conteúdo intestinal: a absorção é mais rápida quando o conteúdo intestinal é neutro do que quando é ácido ou alcalino; a absorção de electrólitos e nutrientes de meios isotónicos é mais rápida do que de meios hipo e hipertónicos.

Um aumento da pressão intra-intestinal aumenta a taxa de absorção da solução de sal de mesa no intestino delgado. Este facto indica a importância da filtração na absorção e na motilidade intestinal.

Absorção em diferentes partes do trato digestivo

A absorção *na cavidade oral é* praticamente nula, devido à curta permanência das substâncias na cavidade *oral* e à ausência de produtos de hidrólise monomérica. A mucosa oral é permeável ao sódio, potássio, alguns aminoácidos, álcool e alguns medicamentos.

No estômago, a taxa de absorção também é baixa. A água e os sais minerais dissolvidos são absorvidos aqui. Para além disso, soluções fracas de álcool e alguns medicamentos são absorvidos no estômago.

No duodeno, a intensidade da absorção é maior do que no estômago, mas não é grande.

O principal processo de absorção (nutrientes, água, electrólitos) ocorre no jejuno e no íleo. No mecanismo de absorção no intestino delgado, a contração das vilosidades da mucosa do intestino delgado e as microvilosidades dos enterócitos são de especial importância. Através da contração das vilosidades, a linfa com as substâncias nela absorvidas é espremida para fora da cavidade dos vasos linfáticos, que se encontram em retração. A presença de válvulas nos vasos linfáticos impede o regresso da linfa ao vaso quando as vilosidades se relaxam e cria uma ação de sucção do vaso linfático central. A contração das microvilosidades aumenta a endocitose. Com o estômago vazio, as vilosidades contraem-se raramente e de forma fraca. Na presença de quimo no intestino, a contração das vilosidades é intensificada e mais frequente. A irritação mecânica da base das vilosidades e sob a influência de componentes químicos dos alimentos, especialmente produtos da sua hidrólise (péptidos, alguns aminoácidos, glucose e substâncias extractivas dos alimentos) e ácidos biliares, influenciam a força da contração das vilosidades. O sistema nervoso intramural (plexo submucoso ou de Meissner) desempenha um papel no aumento da contração das vilosidades. O principal fator humoral que estimula a contração das vilosidades é a hormona *vilikinina,* que é formada na mucosa do intestino delgado sob a influência do conteúdo gástrico ácido no intestino delgado. A absorção depende do tamanho da superfície em que se efectua. Nos seres humanos, a superfície da mucosa do intestino delgado é aumentada 300-500 vezes devido às pregas, vilosidades e microvilosidades. [2]Existem 30-40 vilosidades por 1 mm de mucosa intestinal e cada enterócito tem 1700-4000 microvilosidades. [2]Existem 50-100 milhões de microvilosidades por 1 mm de superfície do epitélio intestinal.

Absorção de várias substâncias no intestino delgado:

Absorção de água e sais minerais. A água entra no trato digestivo como parte dos alimentos e líquidos de beber (2 - 2,5 litros), secreções das glândulas digestivas (6 - 7 litros) e é excretada com as fezes 100 - 150 ml. O resto da água é absorvida do trato digestivo para o sangue e uma pequena quantidade para a linfa. A absorção de água começa no estômago, mas mais intensamente no intestino delgado e especialmente no intestino grosso (por dia, cerca de 8 litros). O papel decisivo no transporte de água pertence ao ião sódio. O inibidor da bomba de sódio ouabaína inibe a absorção de água. A absorção de água também está associada ao transporte de açúcares e aminoácidos. A inibição da absorção de açúcares pela floricina, por exemplo, diminui a absorção de água. A ingestão alimentar de água é alterada. O aumento da proporção de proteínas aumenta a taxa de absorção de água, sódio e cloro.

Mais de 1 mole de cloreto de sódio é absorvido no trato gastrointestinal por dia. Nos seres humanos, o sódio quase não é absorvido no estômago, é intensamente absorvido no intestino grosso e no íleo, no jejuno a sua absorção é muito menor. O sódio entra no sangue a partir da cavidade do intestino delgado através dos epiteliócitos intestinais e dos canais intercelulares. No cólon, a absorção de sódio é independente de açúcares e aminoácidos, mas no intestino delgado é.

A absorção de potássio ocorre principalmente no intestino delgado por meio de mecanismos de transporte ativo e passivo ao longo do gradiente eletroquímico. A absorção de iões de cloro ocorre no estômago e mais ativamente no íleo por transporte ativo e passivo. O transporte passivo está associado ao transporte de iões de sódio. 3. O transporte ativo é efectuado através das membranas apicais e está associado ao transporte de iões de sódio ou à troca de iões de cloro por iões NCO Os iões divalentes são absorvidos muito lentamente no trato digestivo.

Absorção dos produtos de hidrólise das proteínas. As proteínas são absorvidas principalmente no intestino após a sua hidrólise em aminoácidos. A absorção de diferentes aminoácidos ocorre a ritmos diferentes em diferentes partes do intestino delgado. Os mais rapidamente absorvidos são a arginina, a metionina e a leucina, mais lentamente a fenilalanina, a cisteína e a tirosina, e ainda mais lentamente a alanina, a serina e o ácido glutâmico. As formas L dos aminoácidos são absorvidas mais intensamente do que as formas D. A absorção de aminoácidos do intestino para as células epiteliais através das membranas apicais é realizada ativamente com a ajuda de transportadores, com um gasto considerável de energia das macro-redes que contêm fósforo. Uma pequena fração de aminoácidos é absorvida passivamente por difusão. Existem vários tipos de transportadores de aminoácidos nas membranas apicais dos epteliócitos. A partir dos epiteliócitos, os aminoácidos são transportados para o fluido intercelular através de um mecanismo de difusão facilitada. Os aminoácidos formados durante a hidrólise das proteínas e dos péptidos são absorvidos mais rapidamente do que os aminoácidos livres introduzidos no intestino delgado. O transporte de sódio estimula a absorção de aminoácidos. Os aminoácidos absorvidos na corrente sanguínea viajam através do sistema da veia porta até ao fígado, onde sofrem várias transformações. Uma parte significativa dos aminoácidos é utilizada para a síntese de proteínas. No fígado, os aminoácidos são desaminados e alguns sofrem sobreaminação enzimática. Os aminoácidos estão distribuídos por todo o corpo e servem como material de partida para a construção de várias proteínas dos tecidos, hormonas, enzimas, hemoglobina e outras substâncias de natureza proteica. Alguns aminoácidos são utilizados como fonte de energia.

A intensidade da absorção de aminoácidos depende da idade (mais intensa numa idade jovem), do nível de metabolismo das proteínas no organismo, do teor de aminoácidos livres no sangue, das influências nervosas e humorais.

Absorção dos hidratos de carbono. A glucose e a galactose (hexoses) são absorvidas a uma taxa mais elevada, enquanto as peptoses são absorvidas mais lentamente. A glicose e a galactose são absorvidas por transporte ativo através das membranas apicais dos epiteliócitos intestinais. Este processo é ativado pelo transporte de sódio. A glicose, na ausência de sódio, é transportada através da membrana 100 vezes mais lentamente e, contra um gradiente de concentração, o transporte de glicose cessa neste caso. A glicose acumula-se nos epitélios intestinais e é subsequentemente transportada através das membranas basolaterais para o fluido intercelular e para o sangue ao longo de um gradiente de concentração. A absorção de frutose é independente do transporte de sódio e é ativa. Não está excluída a possibilidade de transporte passivo de frutose através das membranas apicais dos epiteliócitos. Vários factores, especialmente as glândulas de secreção interna, estão envolvidos na regulação da absorção de hidratos de carbono no intestino delgado. A absorção de glicose é reforçada pelas hormonas das glândulas supra-renais, pituitária, tiroide e pâncreas. Aumentam a absorção de glucose a serotonina e a acetilcolina. A histamina abranda um pouco este processo e a somatostatina inibe-o significativamente. Os monossacáridos absorvidos no intestino, através do sistema da veia porta, vão para o fígado. Aqui, uma parte significativa é retida e convertida em glicogénio. Parte da glucose entra na corrente sanguínea geral e é distribuída por todo o corpo e utilizada como fonte de energia. Uma parte da glicose é convertida em triglicéridos e armazenada nos depósitos de gordura.

A absorção de glicose é reforçada pelas hormonas supra-renais, pituitárias e tiroideias, bem como pela serotonina e acetilcolina. A absorção de glicose é inibida pela somatostatina e, em menor grau, pela histamina.

Absorção dos produtos de hidrólise dos lípidos. As gorduras, ou lípidos, estão representadas nos produtos alimentares sob a forma de triglicéridos (glicerol e 3 ácidos gordos), fosfolípidos (glicerol, ácido gordo, ácido fosfórico e aminoálcoois), glicolípidos (glicerol, ácido gordo e hidratos de carbono), colesterol e esteróides. Em geral, são necessárias cerca de 80-100 g de gorduras por dia, das quais 30% são de origem vegetal, pois contêm aminoácidos essenciais (linoleico e linolénico). A hidrólise da gordura ocorre devido à lipase pancreática e intestinal, bem como à fosfolipase. A atividade da lipase é aumentada pela colipase, um fator que se liga à lipase e aumenta a sua atividade. Os iões de cálcio também aumentam a atividade da lipase. A ação das lipases resulta na formação de uma mistura de ácidos gordos, mono, di e triglicéridos de glicerol. A partir desta mistura, e com a participação de ácidos biliares, fosfolípidos e colesterol, formam-se pequenas gotículas - *micelas*. A absorção das gorduras depende da sua emulsificação e hidrólise e é mais ativa no intestino delgado e na parte proximal do jejuno. Graças à ação de enzimas (lipase e fosfolipase), formam-se diglicéridos a partir de triglicéridos, seguidos de monoglicéridos e de ácidos gordos. A absorção das micelas efectua-se da seguinte forma:

1) o seu transporte da cavidade intestinal para a membrana apical dos epiteliócitos intestinais, efectuado com a ajuda de ácidos biliares. Neste caso, os ácidos biliares permanecem na cavidade intestinal e são absorvidos no íleo através do mecanismo de transporte ativo;

2) a sua passagem através da membrana apical para o enterócito, com subsequente desintegração das micelas e síntese de triglicéridos específicos do ser humano;

3) a passagem dos triglicéridos através da rede endoplasmática dos epiteliócitos e a transformação dos triglicéridos em *quilomícrons* - pequenas partículas de gordura constituídas por triglicéridos, colesterol, fosfolípidos e globulinas, envolvidas por uma fina capa proteica;

4) os quilomícrons deixam os epiteliócitos através das membranas basolaterais, passando para os espaços de tecido conjuntivo das vilosidades;

5) passagem do quilomícron para o vaso linfático central das vilosidades, o que é facilitado pela contração das vilosidades devido à vilikinina. A maior parte das gorduras é absorvida pela linfa e, 3 a 4 horas

após a refeição, os vasos linfáticos ficam cheios de uma grande quantidade de linfa semelhante ao leite, o chamado sumo leitoso.

Em condições normais, uma pequena quantidade de gordura absorvida no intestino, representada por triglicéridos de ácidos gordos, cujas moléculas contêm cadeias curtas de hidrocarbonetos, entra no sangue. O glicerol solúvel em água também pode ser transportado para os capilares sanguíneos a partir dos epeteliócitos e do espaço intercelular. A formação de quilomícrons nos epiteliócitos não é necessária para a absorção de gorduras cujas moléculas contêm cadeias curtas e médias de hidrocarbonetos. Pequenas quantidades de quilomícrons podem entrar nos vasos sanguíneos das vilosidades.

A velocidade de absorção dos lípidos é regulada pelo sistema nervoso: os nervos parassimpáticos aceleram-na e os nervos simpáticos abrandam-na. Além disso, as hormonas do córtex suprarrenal, da tiroide, da hipófise e do 12º intestino (secretina e colicistoquinina) estimulam a absorção dos lípidos.

Absorção de água e sais minerais. A maior parte da água é absorvida pelo sangue e uma pequena quantidade pela linfa. A absorção de água começa no estômago, mas é mais intensa no intestino delgado. A absorção de água é efectuada ao longo de um gradiente osmótico. A maior parte da absorção de água é conjugada pelo transporte de iões de sódio, cloro, açúcares e aminoácidos. A inibição da absorção de água é efectuada na ausência de bílis, vagotomia. As hormonas que enfraquecem a absorção de água são a gastrina, a secretina e a colicistoquinina. A ACTH aumenta a absorção de água e cloretos, a tiroxina aumenta a absorção de água, glucose e lípidos.

O sódio é intensamente absorvido no intestino delgado e no íleo. A entrada de sódio no epiteliócito é passiva através de um gradiente eletroquímico. A partir dos epiteliócitos, os iões de sódio são ativamente transportados através das membranas basolaterais para o fluido intercelular, o sangue e a linfa. No intestino delgado, o transporte de iões de sódio está associado a iões cloreto. No intestino grosso, os iões de sódio absorvidos são trocados por iões de potássio. A absorção de iões de sódio é reforçada pelas hormonas hipofisárias e supra-renais e inibida pela gastrina, secretina e colicistoquinina.

A absorção de iões de potássio ocorre principalmente no intestino delgado por transporte passivo ao longo de um gradiente eletroquímico.

A absorção de iões de cloro ocorre no estômago e, mais ativamente, no íleo, através do mecanismo de transporte ativo e passivo.

Entre os catiões divalentes absorvidos no intestino, os mais importantes são os iões de cálcio, magnésio, zinco, cobre e ferro.

O cálcio é absorvido ao longo de todo o trato gastrointestinal, mas é mais ativamente absorvido no cólon e no jejuno. Os iões de magnésio, zinco e ferro são absorvidos na mesma secção. A absorção do cobre ocorre predominantemente no estômago. No processo de absorção do cálcio, estão envolvidos os mecanismos de difusão facilitada e simples. Pensa-se que existe uma bomba de cálcio na membrana basal dos enterócitos, que assegura que o cálcio é bombeado para fora da célula para o sangue contra um gradiente eletroquímico. A absorção de cálcio é estimulada pela bílis. A absorção do magnésio, do zinco e do cobre efectua-se por absorção passiva. A absorção do ferro ocorre de forma passiva e ativa. Quando o ferro entra no enterócito, combina-se com a apoferritina, resultando na formação da metaloproteína ferritina, que é o principal depósito de ferro no organismo.

Absorção de vitaminas. As vitaminas hidrossolúveis (C, riboflavina) são absorvidas por difusão. $_{12}$A vitamina B é absorvida no íleo. A absorção de vitaminas lipossolúveis (A, D, E, K) está intimamente associada à absorção de gorduras.

Aula 22.

Tópico: Motivação alimentar. Bases fisiológicas da fome e da saciedade.

O objetivo é conhecer os mecanismos fisiológicos da formação da motivação alimentar.

Objectivos -.

(a) Descobrir as teorias da motivação alimentar;

b) mostrar o centro digestivo e a sua estrutura;

c) considerar a motivação alimentar na perspetiva dos sistemas funcionais do organismo

Conteúdo:

A fome é uma expressão subjectiva das necessidades nutricionais do organismo. As manifestações subjectivas da fome são: náuseas, sensação de "chupar debaixo da colher" (ardor, pressão e dor na região epigástrica - dores de fome), dor de cabeça, tonturas, sensação de fraqueza geral. A manifestação externa objetiva da fome é uma reação comportamental destinada a eliminar a fome - procura e ingestão de alimentos (*motivação alimentar*) com a superação de todos os obstáculos possíveis, mesmo significativos. A sensação emocional de fome sob a forma de manifestações subjectivas está relacionada com a atividade das estruturas límbicas e do córtex dos grandes hemisférios. Na sensação de fome, há um aumento da atividade motora do estômago e do intestino de 12 hastes, abertura do esfíncter pilórico, que é uma manifestação da atividade periódica do aparelho digestivo (aumento da atividade durante 30 minutos a cada 90 minutos). O significado fisiológico da atividade periódica da "fome" consiste em manter a homeostase do organismo através da transição do tipo de nutrição exógena para a endógena. O estado de fome caracteriza-se também por uma certa diminuição da intensidade dos processos metabólicos nos tecidos e por uma diminuição da concentração de vários nutrientes no sangue, devido à qual se forma o sangue de "fome", bem como pelo esvaziamento periódico dos depósitos de nutrientes (principalmente hidratos de carbono e gorduras) do fígado, do tecido muscular e das fibras gordas.

Próximo do conceito de fome está o conceito de *apetite*. O apetite (do latim - appetito, aspiração, desejo) é um sentimento emocional associado ao desejo de comer. O apetite baseia-se na formação de necessidades e motivações, pelo que o apetite é formado com base nas excitações dos neurónios do córtex dos grandes hemisférios e do sistema límbico. O apetite, ao contrário da fome, é o desejo de comer um determinado alimento em função da necessidade inicial, dos hábitos nacionais e individuais (fome - o desejo de comer qualquer alimento). Está agora estabelecido que na mucosa da 12ª *perestina é* formada uma hormona de natureza peptídica - *a arenterina,* que reduz o apetite.

Perturbação do apetite. *A anorexia* é uma diminuição acentuada do apetite até à ausência de apetite. Está associada a uma patologia do centro da fome e, provavelmente, a uma perturbação dos neurónios do córtex cerebral e do sistema límbico. *Bulemia* (do grego - fome de touro) - um aumento acentuado do apetite. Também está associada a perturbações das estruturas do centro alimentar. *Perversão do apetite* - existe uma necessidade de ingerir substâncias não comestíveis (cinzas, terra, carvão, parafina, papel, etc.). Em alguns casos - é o resultado de uma deficiência de certas substâncias no organismo, noutros casos - uma manifestação de perturbação mental (comer fezes - coprofagia). No centro do apetite pervertido estão as perturbações dos neurónios do centro alimentar.

As manifestações subjectivas e objectivas da fome e do apetite são causadas pela excitação de neurónios de diferentes partes do SNC: no córtex cerebral, no sistema límbico, na formação reticular e no hipotálamo. No seu conjunto, estes neurónios constituem o *centro alimentar*. A secção principal (peutzmecker), a partir da qual se distribui a ativação de todo o centro alimentar, são os *núcleos laterais do hipotálamo*. A irritação destes núcleos leva a um aumento da ingestão de alimentos e a sua destruição leva à recusa alimentar. Estes núcleos hipotalâmicos são designados por *centro da fome*. Quando os núcleos *ventro-mediais do hipotálamo estão* irritados, ocorre a recusa alimentar (afagia), e quando são destruídos - aumento do consumo de alimentos (bulimia, hiperfagia). Estes núcleos hipotalâmicos são designados por *centro de saciedade*. A saciedade ocorre antes da absorção dos produtos de hidrólise dos nutrientes. A este respeito, existem dois tipos de saciedade: a primária, ou sensorial, e a secundária, ou metabólica (nutritiva).

A saciedade sensorial resulta do fluxo aferente de impulsos provenientes de vários receptores da boca, do estômago, excitados pelo alimento ingerido. O processo de reflexo condicionado é também de grande importância para os processos de saciedade sensorial. A experiência anterior com um determinado tipo de alimento permite avaliar os seus efeitos calóricos e plásticos. A saciedade secundária ocorre muito mais tarde, quando os produtos de hidrólise começam a entrar no sangue. Isto acontece aproximadamente 1,5 a 2 horas após a ingestão. Atualmente, existem várias teorias que explicam a ocorrência da fome e da motivação alimentar com a subsequente saciedade.

A teoria glucostática, segundo a qual a sensação de fome está associada a uma diminuição da glicose no sangue. Aparentemente, existem glucoreceptores no hipotálamo que se apercebem das alterações da glicose no sangue. Isto é confirmado experimentalmente: durante a injeção intravenosa de glicose, a atividade eléctrica dos neurónios do núcleo lateral (centro da fome) diminui e a atividade dos núcleos ventromediais (centro da saciedade) aumenta.

A teoria aminoacidostatica, segundo a qual a excitação do centro da fome se deve a uma diminuição dos aminoácidos no sangue.

A teoria lipostática, segundo a qual o estímulo do centro da fome é a falta de metabolitos produzidos quando a gordura é mobilizada dos seus depósitos. Pensa-se que a excitação do centro da fome é efectuada por sinais provenientes dos depósitos de gordura quando esta é libertada.

A teoria termostática sugere a supressão do centro da fome como resultado do aumento da temperatura do sangue que o banha, que ocorre durante uma refeição.

A teoria hidrostática relaciona o aparecimento da fome com os recursos hídricos do organismo - uma diminuição do abastecimento de água (cerca de 8 litros de água são libertados no tubo digestivo durante uma refeição) provoca a inibição do centro da fome.

Teoria metabólica - esta teoria foi proposta pelo académico A.M. Ugolev. De acordo com esta teoria, a principal razão para a excitação do centro da fome é a falta de produtos intermédios do ciclo de Krebs, que são comuns na oxidação de nutrientes (proteínas, gorduras e hidratos de carbono).

Foi agora estabelecido que, em condições naturais, o estado do centro alimentar é determinado tanto pela composição química do sangue como pelos impulsos nervosos provenientes dos órgãos digestivos, dos depósitos de nutrientes, de numerosos inter e extero-receptores, bem como dos centros de muitos reflexos. Assim, a excitação do centro da fome deve-se, em primeiro lugar, à necessidade interna de ingestão de alimentos por falta de intermediários do ciclo de Krebs (teoria metabólica). A excitação humoral do centro da fome provoca uma atividade especial do aparelho digestivo (atividade periódica da "fome"), em resultado da qual o fluxo de impulsos aferentes para o centro da fome aumenta, o que leva à mobilização do depósito de gordura (ocorre a transição do tipo de nutrição exógena para endógena), o que aumenta o fluxo de impulsos aferentes para o centro da fome. Consequentemente, surgem várias sensações desagradáveis sob a forma de ardor, pressão e dor na região epigástrica, náuseas, tonturas ligeiras - trata-se de uma expressão subjectiva da necessidade nutricional objetiva do organismo. O sistema límbico e o córtex dos grandes hemisférios estão envolvidos no processo de excitação - *motivação alimentar* - ocorre um comportamento intencional associado à procura e ingestão de alimentos. A ingestão de alimentos é acompanhada por um fluxo de impulsos aferentes dos mecano-, termo- e quimiorreceptores da cavidade oral e do estômago para o centro de saciedade. Por outro lado, a quantidade de produtos intermédios do ciclo de Krebs aumenta no sangue, o que provoca a excitação humoral do centro da saciedade e a inibição do centro da fome - há uma recusa de comer.

Aula 23.

Tópico: Metabolismo de substâncias e energia. Registo do consumo de energia e do consumo de energia. Calorimetria direta e indireta. Classificação das pessoas de acordo com o seu gasto energético (OMS).

Objetivo - conhecer o metabolismo entre o organismo e o ambiente externo como condição básica da vida e da preservação da homeostase, o papel plástico e energético dos nutrientes, o equilíbrio da sua entrada e saída.

Objectivos -.

a) revelar a transformação da energia num organismo (energia livre e ligada, entropia);

b) mostrar o papel da troca de base (efectiva e adequada) e do excedente de mão de obra;

c) Descobrir a lei de Hess e o seu significado na determinação do valor calórico dos nutrientes;

d) mostrar como registar as entradas e saídas de energia;

e) apresentar uma classificação das pessoas de acordo com o seu dispêndio energético.

Conteúdo:

O metabolismo é um conjunto de processos que consiste em:

1) a entrada de nutrientes no organismo;

2) anabolismo (assimilação) - biossíntese de substâncias orgânicas, componentes de células e tecidos;

3) catabolismo (dissimilação) - a decomposição de moléculas complexas de componentes celulares;

4) libertação de energia e de produtos finais da decomposição. A predominância de processos anabólicos assegura o crescimento e a

acumulação de peso corporal, enquanto a predominância de processos catabólicos leva à destruição parcial das estruturas dos tecidos e à redução do peso corporal. O metabolismo é acompanhado pela conversão de energia, a transição de energia química potencial em energia cinética (principalmente mecânica e parcialmente eléctrica). Para compensar o gasto energético do organismo, manter o peso corporal e satisfazer as necessidades de crescimento, é necessário receber do meio externo nutrientes com potencial energético (proteínas, gorduras e hidratos de carbono), vitaminas, sais minerais e água. Isto é conseguido através da alimentação. Por outro lado, é necessário que o corpo seja limpo dos produtos finais da decomposição, que se formam durante a decomposição de várias substâncias. Isto é conseguido através do trabalho dos órgãos excretores. Assim, no processo de metabolismo, as substâncias orgânicas complexas com um elevado teor energético são transformadas em substâncias menos complexas, sendo libertada energia, que é transferida de uma espécie para outra. A energia libertada no organismo pode ser determinada e expressa em unidades de calor - calorias. O método de determinação da quantidade de energia formada no organismo é designado por *calorimetria*.

O quilojoule (kJ) é considerado a unidade de energia: 1 kcal equivale a 4,19 kJ. Outras unidades utilizadas são kcal/min, kcal/hora, kcal/dia. A unidade kcal/dia é geralmente utilizada para estimar o valor do metabolismo básico e a kcal/min ou kcal/hora é utilizada para estimar o dispêndio de energia em actividades de produção, no desporto e na vida quotidiana. [2]Para comparar o dispêndio de energia em diferentes indivíduos, são utilizadas as unidades normalizadas de kcal/kg de peso corporal por unidade de tempo ou kcal/m de área de superfície corporal por unidade de tempo. O Comité de Peritos em Atividade Física de Câmbio (FAO) e a OMS recomendam a utilização de unidades que sejam múltiplos da taxa de câmbio básica (BER). Por exemplo, em repouso fisiológico, o gasto energético de um indivíduo é de 1700 kcal/dia e, em atividade física, de 3400 kcal/dia, ou seja, 2BOO.

A conversão de energia no corpo ocorre da seguinte forma:

1) durante a oxidação de proteínas, gorduras e hidratos de carbono, uma parte da energia é convertida em energia química e acumulada no organismo sob a forma de ATP, outra parte da energia é convertida em calor - calor *primário*. Além disso, quando o ATP é decomposto, a energia é utilizada para o *metabolismo básico (WM), ganho de trabalho (WG) e o* resto é frequentemente convertido em calor - *calor secundário*. Consequentemente, a quantidade de calor gerada no organismo torna-se uma medida da energia total das ligações químicas sujeitas a oxidação biológica e pode ser expressa em unidades de calor - calorias ou joules. Do ponto de vista da termodinâmica, existe energia livre (pode ser utilizada para realizar trabalho) e energia ligada, ou depreciada, que não pode ser utilizada para realizar trabalho útil porque está degradada. Nos sistemas fechados, toda a energia livre se transforma espontaneamente em energia ligada, pelo que estes sistemas se tornam inoperacionais. O corpo humano é um sistema termodinâmico aberto. Recebe constantemente um fluxo de energia livre. Ao mesmo tempo, fornece energia ligada ao ambiente. Devido a estes dois fluxos, a entropia de um organismo vivo (o grau de desordem, caos, degradação) mantém-se a um nível constante (mínimo). Se o fluxo de energia livre (não entropia) diminuir ou o fluxo de energia ligada (entropia) aumentar, a entropia total do organismo aumenta, o que pode levar à sua morte termodinâmica. Assim, de acordo com a termodinâmica dos sistemas vivos, a vida é uma luta contra a entropia. A energia livre para o organismo pode vir dos nutrientes que têm potencial energético (proteínas, gorduras e hidratos de carbono). É de notar que, no processo de hidrólise dos nutrientes no trato gastrointestinal,

é libertada uma pequena parte da energia livre (menos de 0,5%). Esta energia não pode ser utilizada para trabalho útil, uma vez que não é acumulada por macroergases como a ATP. É convertida em energia térmica, que é utilizada para manter a homeostasia da temperatura. A principal fase de libertação de energia no organismo (94,5%) é efectuada no ciclo de Krebs. A maior parte desta energia livre (52-55%) consegue acumular-se em macro-energia (ATP). A parte restante perde-se sob a forma de calor primário, devido à "imperfeição" da oxidação biológica.

O valor energético dos nutrientes pode ser determinado queimando-os num recipiente especial (bomba calorimétrica Bertloh). Isto produz dióxido de carbono e água com a libertação de calor, que é contabilizado pelo grau de aquecimento da água. Está estabelecido que a queima de 1 g de nutrientes numa bomba calorimétrica gera energia: queima de 1 g de proteínas - 5,4 kcal; queima de 1 g de gordura - 9,3 kcal; queima de 1 g de hidratos de carbono - 4,1 kcal. Estes valores são designados por *valor calórico dos nutrientes* (energia que é libertada ao queimar 1 g de nutrientes). Nas condições do organismo (ocorre oxidação biológica), o valor calórico dos hidratos de carbono e das gorduras é o mesmo que numa bomba calorimétrica, uma vez que a oxidação destas substâncias no corpo é efectuada em dióxido de carbono e água. De acordo com a lei de Hess, a quantidade de calor libertada pelos nutrientes não depende das reacções intermédias, mas sim dos produtos iniciais e finais. Para a proteína nas condições do organismo, o valor calórico é inferior ao da bomba e é de 4,1 kcal, uma vez que a proteína no organismo não é completamente oxidada e parte dela deixa o organismo sob a forma de ureia, amoníaco, amónio. Os valores do valor energético dos nutrientes são utilizados para determinar a ingestão de energia. Para este efeito, é também necessário conhecer a quantidade de nutrientes utilizados em gramas, que é determinada por tabelas especiais.

^{0}*A energia metabólica de base (EMB)* é a energia que o organismo gasta em três condições padrão: 1) repouso muscular (uma pessoa deita-se durante 20-30 minutos); 2) a uma temperatura de conforto de +20+22 C (neste caso, o organismo não gasta energia para manter a homeostase da temperatura); 3) com o estômago vazio (12-14 horas após a última refeição), para não ter em conta o gasto de energia associado à assimilação dos nutrientes. Nas mulheres, devido à ausência de um elevado teor de androgénios, o GS é 10 a 15% inferior ao dos homens. O GS é gasto na sístole ventricular, no ato de respirar, nos processos que ocorrem no néfron e nos processos de assimilação em todas as células. De acordo com os dados fornecidos pela OMS (1987), a energia do GS é gasta em: fígado - 27%, cérebro - 19%, coração - 7%, rim - 10%, músculo - 18%, outros órgãos - 19%. "Outros" inclui o gasto de energia para termorregulação. A AO depende do sexo, idade e tamanho do corpo. O valor do GS por unidade de peso corporal é máximo em recém-nascidos e bebés, e depois o GS diminui gradualmente, especialmente após os 20-25 anos de idade.

O ganho de trabalho é a energia que é gasta para: 1) assimilação de nutrientes - ação dinâmica específica dos alimentos (SDDP); 2) para todos os tipos de actividades - realização de trabalho muscular e mental, respiração, digestão, circulação sanguínea, manutenção da temperatura corporal, superação das forças osmóticas durante os processos secretores e excretores, etc.

Calorimetria direta. A calorimetria direta baseia-se no registo direto, em biocalorímetros, da quantidade de calor libertada pelo organismo. Um biocalorímetro é uma câmara selada e bem isolada. A água circula na câmara através de tubos. O calor gerado por um ser humano ou animal na câmara aquece a água em circulação. A partir da quantidade de água que circula e da alteração da sua temperatura, calcula-se a quantidade de calor libertada pelo organismo. O método de calorimetria direta é muito complexo. ₂Considerando que a base da formação de calor no organismo são os processos oxidativos, que consomem oxigénio e formam CO, é possível utilizar a determinação indireta da formação de calor no organismo através das suas trocas gasosas.

Calorimetria indireta. Este método tem em conta a quantidade de oxigénio consumido e de dióxido de carbono libertado e, em seguida, calcula o gasto energético do organismo. Assim, para determinar o gasto energético do organismo por calorimetria indireta, é necessário saber o seguinte

1) a quantidade de oxigénio consumida pelo organismo;

2) Equivalente calórico do oxigénio - a quantidade de calor libertada depois de o corpo consumir 1 litro de oxigénio. O oxigénio absorvido pelo organismo é utilizado para oxidar as proteínas, as gorduras e os hidratos de carbono. A oxidação de 1 g de cada uma destas substâncias requer quantidades diferentes de oxigénio. Verificou-se que, quando 1 litro de oxigénio é absorvido, são libertadas quantidades diferentes de energia, consoante as substâncias utilizadas para a oxidação: proteínas - 19,26 kJ (4,6 kcal), gorduras - 19,64 kJ (4,69 kcal), hidratos de carbono - 21,14 kJ (5,05 kcal); 3) dióxido de carbono libertado;

3) quociente respiratório (QR) - a relação entre o dióxido de carbono libertado e o oxigénio absorvido. Através deste indicador é possível determinar, aquando da oxidação de que substâncias, o gasto de energia do organismo. O DK é diferente para a oxidação de proteínas, gorduras e hidratos de carbono: para os hidratos de carbono - 1; para as proteínas - 0,8; para as gorduras - 0,7. Numa dieta mista em humanos, a DK é de 0,85 - 0,89.

Metabolismo basal. O valor do metabolismo basal depende do peso corporal e da área de superfície corporal. Em média, nos homens, o GS é de 4,19 kJ (1kcal) por 1 kg de peso corporal por hora, ou 7117 kJ (1700 kcal) por dia. Nas mulheres com a mesma massa (70 kg) e altura (165 cm), é 10 a 15% inferior. A intensidade de AO por 1 kg de peso corporal é muito mais elevada nas crianças do que nos adultos. Se recalcularmos a intensidade da AO por 1 kg de peso corporal, verifica-se que é diferente em animais de sangue quente de diferentes espécies e em pessoas com peso corporal e altura diferentes. [2]Se recalcularmos a intensidade de AO por 1 m de superfície corporal, os valores de AO obtidos em diferentes animais e seres humanos não diferem tão acentuadamente.

É feita uma distinção entre a taxa metabólica basal (TMB) correcta e a TMB real. A TMB é determinada por tabelas especiais de Harries-Benedict, para as quais é necessário conhecer o género, o peso, a altura e a idade. Existem duas versões destas tabelas, uma para os homens e outra para as mulheres. O relatório de peritos da FAO/OMS fornece fórmulas para calcular o BAF, que foram derivadas nos últimos anos de um estudo de uma grande coorte de pessoas por idade em kcal/dia: 0-3 anos 60,9MT-54 (homens) e 61MT-51 (mulheres); 3-10 anos 22,7MT+495 e 22,5MT+499; 10-18 anos 17,5MT+651 e 12,2MT+746; 18-30 anos 15,3MT+679 e 14,7MT+496; 30-60 anos 11,6MT+879 e 8,7MT+829; mais de 60 anos 13,5MT+487 e 10,5MT+596, em que MT é a massa corporal em kg. O OLF é determinado por calorimetria direta ou indireta em três condições padrão. O rácio entre OLF e DOO, expresso em percentagem, é então determinado. [+]Na norma, este valor corresponde a 100 - 10 por cento. Um rácio superior a 110% indica uma hiperfunção da tiroide e um rácio inferior a 90% indica uma hipofunção da tiroide.

O esforço físico aumenta consideravelmente o dispêndio energético, pelo que o dispêndio energético diário de uma pessoa saudável que passa parte do dia em movimento e trabalho físico é consideravelmente superior ao valor de GS. Este aumento do dispêndio de energia constitui o ganho de trabalho: é tanto maior quanto mais intenso for o trabalho muscular. O grau de dispêndio de energia nas diferentes actividades físicas é determinado pelo *fator de atividade física (FAP)*, que é a relação entre o dispêndio total de energia por dia e o valor do GS. Este índice é diferente para diferentes actividades (baseado em kcal/min): andar, lavar, vestir, postura de pé a curto prazo - 1,4; cantar e dançar - 3,2; lavar roupa - 2,2; andar pela casa - 2,5; passeios lentos na rua - 2,8; jogar às cartas - 1,4; cozinhar - 1,8; limpeza quotidiana - 2,7; trabalho de escritório - 1,3; alvenaria - 3,3; carpintaria - 2,8; trabalho com forquilhas - 6,8; caça e pesca - 3,4; ordenha manual de vacas - 2,9; carregar sacos num carrinho de mão - 7,4. De acordo com este princípio, a população masculina divide-se em cinco grupos 1) trabalhadores que se dedicam principalmente a trabalhos mentais (9799 - 10265 kJ, ou 2100 - 2450 kcal; CFA - 1,4); 2) trabalhadores que se dedicam a trabalhos físicos ligeiros (10475 - 11732 kJ, ou 2500 - 2800 kcal; CFA - 1,6); 3) trabalhadores que se dedicam a trabalhos moderados (12360 - 13827 kJ, ou 2950 - 3300 kcal; CFA - 1,9); 4) trabalhadores que efectuam trabalhos físicos pesados (14246 - 16131 kJ, ou seja, 3400 - 3850 kcal; CFA - 2,2); 5) trabalhadores que efectuam trabalhos físicos especialmente pesados (16131 - 17598 kJ, ou seja, 3850 - 4200 kcal; CFA - 2,5). O quinto grupo é registado apenas nos homens. As diferenças nos gastos de energia corporal nos grupos dependem do sexo (mais nos homens), da idade (diminuindo depois dos 40 anos), do grau de atividade recreativa e do nível dos serviços públicos. A população feminina está dividida em quatro grupos de acordo com o dispêndio de energia.

De acordo com os peritos da FAO/OMS, existem apenas três categorias de gravidade do trabalho: leve, médio e pesado. Neste caso, os gastos energéticos expressos em múltiplos de OO são iguais: trabalho leve - 1,7OO para homens e mulheres; trabalho médio - 2,7OO para homens e

2,2OO para mulheres; trabalho pesado - 3,8OO para homens e 2,8OO para mulheres.

O consumo diário de energia das crianças e adolescentes depende da idade: 6 meses - 1 ano - 3349 kJ, ou 800 kcal; 1 - 1,5 anos - 5443 (1300); 1,5 - 2 anos - 6280 (1500); 3 - 4 anos - 7536 (1800); 5 - 6 anos - 8374 (2000); 7 - 10 anos - 10048 (2400); 11 - 14 anos - 11932 (2850); 14 - 17 anos (rapazes) - 13188 (3150), (raparigas) - 11514 (2750). Na velhice, o gasto de energia diminui e, aos 80 anos, é de 8373 - 9211 kJ (2000 - 2200 kcal).

O valor do metabolismo total reflecte o grau de atividade física de uma pessoa. Se for baixo - 2400 - 3500 kcal/dia, indica hipodinamia. Este estado é perigoso para a saúde: neste contexto, aumenta o risco de aparecimento precoce de aterosclerose, doença coronária, úlcera péptica do estômago e do intestino delgado, etc. As observações a longo prazo do médico americano Cooper mostraram que a frequência das doenças e a mortalidade por elas provocada dependem do nível de atividade física: 1) a mortalidade por todas as causas em baixa mobilidade é de 64 por 10000 habitantes nos homens, 140 nas mulheres, em mobilidade moderada 26/16, em mobilidade máxima 20/7; 2) mortalidade por doenças cardiovasculares em baixa mobilidade 25/7, em mobilidade moderada - 8/3 e em mobilidade máxima 7/10; 3) mortalidade por cancro - em baixa mobilidade - 20/16, em mobilidade moderada - 3/1, em mobilidade máxima - 5/1. Os investigadores japoneses afirmam que uma pessoa deve caminhar cerca de 10 quilómetros por dia ou cerca de 5-7 quilómetros de jogging ligeiro. Os fisiologistas russos consideram que a norma é 3,33 kcal/min, ou seja, 4.795 kcal/dia. De acordo com a FAO/OMS (1987), para manter uma elevada capacidade de trabalho, cada pessoa precisa de realizar uma atividade física com uma intensidade de 4-5 kcal/min ou 5OO kcal/min todos os dias durante 20 minutos. Assim, a atividade física do homem moderno é um dos problemas importantes da longevidade e da baixa morbilidade.

Efeito dinâmico específico dos alimentos - após uma refeição, a intensidade do metabolismo e o gasto energético do organismo aumentam em comparação com o nível nas condições de OO. O aumento do gasto energético começa uma hora após a refeição e atinge o seu máximo em 3 horas, mantendo-se neste nível durante várias horas. O SDDP é mais elevado com as refeições proteicas (30% do GS), mais baixo com as refeições de hidratos de carbono (5%) e 12-14% com a ingestão de gorduras.

Regulação do metabolismo energético. O nível do metabolismo energético está intimamente dependente da atividade física, do stress emocional, da natureza da alimentação, do grau de tensão da termorregulação e de outros factores. Numerosos dados atestam a participação do córtex dos grandes hemisférios na regulação do metabolismo energético: 1) alterações condicionalmente reflexas do consumo de oxigénio e das trocas energéticas (qualquer estímulo anteriormente indiferente associado no tempo à atividade muscular pode servir de sinal para aumentar o metabolismo; aumento das trocas energéticas num atleta antes da partida); 2) um sujeito sob hipnose pode aumentar ou diminuir as trocas energéticas. O hipotálamo desempenha um papel especial na regulação das trocas energéticas. Aqui formam-se influências reguladoras, que são realizadas por nervos autónomos ou por ligações humorais devido a alterações na secreção de várias glândulas endócrinas: as hormonas da tiroide (tiroxina e triiodotironina) e as hormonas da camada cerebral das glândulas supra-renais (adrenalina, noradrenalina) aumentam significativamente o gasto energético do organismo.

BASES FISIOLÓGICAS DA NUTRIÇÃO

Nutrição - o processo de ingestão, digestão, absorção e assimilação no organismo de substâncias alimentares (nutrientes) necessárias para cobrir as necessidades plásticas e energéticas do organismo, a formação de substâncias fisiologicamente activas. Existe uma distinção entre nutrição *natural e artificial* (parentérica clínica e entérica por sonda). Existem ainda as terapêuticas e as terapêuticas e profilácticas. As substâncias alimentares são principalmente proteínas, gorduras e hidratos de carbono, cuja oxidação liberta uma certa quantidade de calor no organismo (para as gorduras - 9,3 kcal/g, ou 37 kJ/g, para as proteínas e hidratos de carbono - 4,1 kcal/g, ou 17 kJ/g). De acordo com a *regra da isodinâmica,* podem substituir-se mutuamente na satisfação das necessidades energéticas do organismo. No entanto, cada uma das substâncias alimentares e os seus fragmentos têm propriedades plásticas específicas e propriedades de substâncias biologicamente activas. A substituição de algumas substâncias na alimentação por outras conduz a uma perturbação das funções do organismo.

O valor biológico dos nutrientes é determinado pela presença de componentes essenciais nos mesmos. O *valor biológico das* proteínas animais é superior ao das proteínas vegetais. A digestibilidade das proteínas de origem animal é em média de 97%, enquanto a das proteínas vegetais é de 83-85%. Para uma estabilidade fiável do equilíbrio de azoto, recomenda-se a ingestão de 85-90 g de proteínas com os alimentos (pelo menos 1 g de proteínas por 1 kg de peso corporal). O valor biológico dos lípidos alimentares é determinado pela presença de ácidos gordos essenciais, pela sua capacidade de serem digeridos e absorvidos no trato digestivo (assimilação). A manteiga e a gordura de porco são digeridas em 93-98%, a gordura de vaca em 80-94%, o óleo de girassol em 86-90%, a margarina em 94-98%. A maior parte dos hidratos de carbono entra no organismo sob a forma de polissacáridos de alimentos vegetais. Após hidrólise e absorção, os hidratos de carbono são utilizados para satisfazer as necessidades energéticas. Em média, uma pessoa consome 400 - 500 g de hidratos de carbono por dia, dos quais 350-400 g são amido, 50 - 100 g mono e dissacáridos. Os hidratos de carbono em excesso são armazenados sob a forma de gordura.

A necessidade diária de água num adulto é de 21-43 ml/kg. Uma ingestão insuficiente de água provoca a desidratação do organismo, que tem um grau de gravidade diferente consoante o nível de desidratação. A morte ocorre quando se perde 1/3 - 1/4 da quantidade total de água no corpo, o que representa 60% do peso corporal.

A matéria-prima para a renovação e a criação de tecidos vivos e a fonte de energia são os alimentos. A alimentação humana deve ser *racional*. Deve satisfazer as necessidades do organismo em substâncias plásticas e energia (o que é conseguido através do consumo de nutrientes - proteínas, gorduras e hidratos de carbono), sais minerais, vitaminas e água, para assegurar uma atividade vital normal do organismo, boa saúde, elevada eficiência e resistência a infecções, crescimento e desenvolvimento adequados do corpo das crianças.

Os seguintes princípios devem ser seguidos para seguir uma dieta saudável:

1) o conteúdo calórico da ração alimentar deve cobrir o gasto energético do organismo, que é determinado pelo tipo de atividade laboral;

2) a possibilidade de utilizar a lei da *isodinâmica, ou seja, a* permutabilidade das proteínas, das gorduras e dos glúcidos para cobrir as despesas energéticas do organismo. Por exemplo, 1 g de gordura, em termos de valor calórico, pode ser substituído por 2,3 g de proteínas ou de hidratos de carbono. No entanto, é preciso notar que os nutrientes, para

além da sua função energética, desempenham também uma função plástica (servem para construir novas células);

3) a dieta deve conter a quantidade óptima de proteínas, gorduras e hidratos de carbono para um determinado grupo de trabalhadores. O teor de proteínas na ração diária tem um lugar especial. Sobre a suficiência ou insuficiência da ração de proteínas pode julgar-se o *equilíbrio de azoto*: a correspondência da quantidade de azoto introduzida com os alimentos, a quantidade de azoto excretada do corpo. Na norma, deve haver um *equilíbrio de azoto* - um estado em que a quantidade de azoto introduzida no corpo é igual à quantidade de azoto excretada do corpo. Se a dieta proteica for insuficiente, existe um estado de *equilíbrio negativo de azoto* - é introduzido no organismo menos azoto do que aquele que é excretado com os produtos de degradação. Este estado ocorre durante a fome, doenças infecciosas graves, na velhice, durante a decomposição de tumores, etc.

O balanço positivo de azoto é uma condição em que é fornecido ao organismo mais azoto do que aquele que é excretado, ou seja, retenção de azoto no organismo. Esta condição é observada durante o crescimento do organismo, durante a gravidez, após jejum prolongado, após doenças infecciosas graves e durante o crescimento de tumores;

4) a ração alimentar deve ter uma proporção óptima de proteínas, gorduras e hidratos de carbono - b : w : y = 1 : 1,2 : 3,6;

5) A ração alimentar deve satisfazer plenamente as necessidades do organismo em termos de vitaminas, sais minerais e água;

6) Recomenda-se a inclusão na ração alimentar de um terço da norma diária de proteínas e gorduras de origem animal;

7) ao observar o balanço energético do organismo, é necessário ter em conta o grau de absorção de vários nutrientes;

8) recomenda-se o consumo de alimentos ricos em proteínas (carne, peixe, leguminosas) durante o dia, e à noite - pratos lácteos e vegetais;

9) adesão a um regime alimentar adequado, que inclui: a) regularidade de comer à mesma hora - isto promove a libertação condicional-reflexiva de suco gástrico, a que I.P. Pavlov chamou "priming". A função deste suco é preparar os órgãos digestivos para a receção dos alimentos; b) alimentação fraccionada - os alimentos devem entrar no trato gastrointestinal em pequenas porções. Considera-se que o ideal é fazer quatro refeições ao mesmo tempo. O mais racional é a seguinte distribuição do volume de alimentos: pequeno-almoço - 20-25%, segundo pequeno-almoço - 10-15%, almoço - 40-45%, jantar - 20-25%. Com três refeições por dia: pequeno-almoço - 25-30%, almoço - 45-50%, jantar - 20-25%. Com tendência para a obesidade, recomenda-se refeições mais frequentes (embora o conteúdo calórico não deva exceder a norma) - 5-6 vezes. Com refeições frequentes, a excitabilidade do centro da fome diminui e a excitabilidade do centro da saciedade aumenta, o que reduz o apetite; c) o tempo entre o pequeno-almoço e o almoço, bem como entre o almoço e o jantar, nas três refeições do dia, deve ser de 5-6 horas; d) o uso do jantar não deve ser feito mais de 2-3 horas antes da hora de deitar;

10) a alimentação deve incluir 10-15% de substâncias de lastro (fibras alimentares): polissacáridos como a celulose, a hemicelulose, a pectina, a lignina. As fibras de lastro encontram-se em grandes quantidades nos legumes, frutos e cereais. Melhoram a função motora intestinal, servem de alimento aos microrganismos do intestino grosso. As substâncias de lastro aumentam a tolerância à glicose, modificam a absorção da glicose, reduzem os níveis de colesterol no sangue e têm propriedades antitóxicas;

11) Deve ser incluída na dieta uma certa quantidade de vitaminas e sais minerais.

Teorias da nutrição. Cada organismo combina características bioquímicas que lhe são próprias e características comuns ao grupo biológico. Isto significa que não existe uma dieta ideal (dieta e regime nutricional). Cada pessoa necessita de um conjunto individual de componentes da dieta que satisfaça as características individuais do seu metabolismo. No entanto, na fase atual de desenvolvimento da ciência e da prática, não é possível implementar uma dieta individual. Atualmente, há duas teorias principais que orientam a elaboração da ração alimentar.

Nutrição equilibrada. A alimentação equilibrada caracteriza-se por uma correspondência óptima entre a quantidade e as proporções de todos os componentes alimentares e as necessidades fisiológicas do organismo. Esta teoria pressupõe a observância de um certo número de princípios aquando da elaboração de uma ração alimentar: 1) os alimentos ingeridos, tendo em conta a sua digestibilidade, devem repor o gasto energético do organismo, que é definido como a soma do metabolismo de base, da ação dinâmica específica dos alimentos e do gasto energético para o trabalho realizado. É de notar que, se as necessidades diárias forem regularmente ultrapassadas, 100 g de pão de forma levam à acumulação de 15-30 g de gordura no corpo humano, o que, durante um ano, pode levar à deposição de 5,4-10,8 kg de gordura no depósito; 2) a ração alimentar deve ser equilibrada em proteínas, gorduras e hidratos de carbono. A proporção média da sua massa é de 1:1,2:3,6 (1:1,2:4), valor energético - 15:30:55%. Esta proporção satisfaz as necessidades energéticas e plásticas do organismo; 2) devem ser optimizadas as proteínas com aminoácidos essenciais e substituíveis, as gorduras com diferentes saturações de ácidos gordos, bem como a proporção óptima de produtos de origem animal e vegetal; 3) a presença de vitaminas e minerais na dieta; 4) a regularidade das refeições à mesma hora do dia. Nas três refeições do dia, é aconselhável distribuir a ração diária pelo valor energético da seguinte forma: pequeno-almoço - 25-30%, almoço - 45-50%, jantar - 20-25%. O tempo entre o pequeno-almoço e o almoço, o almoço e o jantar é de 5-6 horas, entre o jantar e o sono é de 3-4 horas.

Segundo o académico A.M. Ugolev, havia vários erros graves na teoria da alimentação equilibrada:

1) foram criados alimentos melhorados - quando os produtos alimentares foram enriquecidos com substâncias diretamente envolvidas no metabolismo, ao mesmo tempo que se retiravam dos produtos os lastros e as substâncias nocivas. É por isso que o pão moderno, os cereais, o óleo, o açúcar, o sal e o arroz são refinados. A utilização de produtos refinados levou ao desenvolvimento de doenças da civilização (enfarte do miocárdio, hipertensão, aterosclerose, varizes, trombose, bronquite crónica, enfisema pulmonar, doenças gastrointestinais, esclerose múltipla, diabetes);

2) nutrição direta (parentérica), cuja ideia foi formulada pelo químico francês P. Bertleau em 1908, acabou por ser adequada apenas em casos excepcionais (em doenças apropriadas), e na vida quotidiana real a sua utilização é perigosa, porque tal nutrição é observada disbacteriose - o desenvolvimento da flora patogénica de microorganismos no intestino. Com base no que precede, Ugolev A.M. propôs a teoria da alimentação adequada.

Nutrição adequada. De acordo com esta teoria, bem como com a teoria da nutrição equilibrada, a alimentação deve satisfazer plenamente as necessidades energéticas e plásticas do organismo. De acordo com a teoria da nutrição adequada, os componentes necessários dos alimentos não são apenas nutrientes, mas também substâncias de lastro. A nutrição normal é condicionada não por um único fluxo de nutrientes do trato gastrointestinal, mas por vários fluxos de substâncias nutritivas e reguladoras de importância vital. De acordo com esta teoria, existe uma endecologia do organismo hospedeiro, que é formada pela microflora do seu intestino. O equilíbrio dos nutrientes é alcançado como resultado da libertação de nutrientes das estruturas alimentares durante a decomposição enzimática das suas moléculas devido à digestão da cavidade e da membrana, bem como devido à síntese de novas substâncias, incluindo as essenciais.

Fluxos de substâncias. De acordo com M.A. Ugolev, distinguem-se os seguintes fluxos:

1) nutrientes dos alimentos;

2) lastro;

3) hormonas e outras substâncias fisiologicamente activas. Por exemplo, verificou-se que a degradação das proteínas do leite e do trigo produz substâncias semelhantes à morfina - as exorfinas, que actuam de forma semelhante às endorfinas;

4) três fluxos de metabolitos bacterianos: a) um fluxo de nutrientes modificados por microrganismos (por exemplo, fluxo de aminas), b) um fluxo de nutrientes secundários - substâncias úteis que são libertadas de nutrientes com a participação de microrganismos (por exemplo, aminoácidos, hidratos de carbono, gorduras), c) um fluxo de produtos da atividade microbiana;

5) O fluxo de substâncias que acompanham os alimentos contaminados.

Endoecologia. De acordo com a teoria da nutrição equilibrada, o repovoamento do trato gastrointestinal com microrganismos é indesejável e prejudicial. Acontece que os microrganismos são necessários e benéficos. A supressão dos microrganismos (aquando da prescrição de antibióticos) conduz frequentemente a uma alteração do equilíbrio metabólico do organismo. De acordo com A.M. Ugolev, em condições de fome é necessário usar erva, apenas para apoiar a vitalidade dos microrganismos, porque em condições de fome a sua existência não é menos importante do que o fornecimento de alimentos do exterior. Quando a microflora é perturbada (por doença, utilização de terapia antibiótica, stress, nutrição parentérica), ocorre a disbacteriose, que causa doenças secundárias.

A teoria da nutrição adequada atribui grande importância aos sistemas de defesa do organismo contra a penetração de diversas substâncias nocivas. Deste ponto de vista, a entrada de alimentos no trato gastrointestinal é considerada não só como uma forma de reposição de energia e de matérias plásticas, mas também como uma agressão alérgica e tóxica. Graças a uma defesa eficaz, esta agressão é neutralizada. Distinguem-se os seguintes mecanismos de defesa: 1) filtro mecânico para moléculas grandes - antigénios - que se realiza devido ao glicocálix dos enterócitos; 2) hidrólise dos antigénios por enzimas do trato gastrointestinal; 3) sistema imunitário do trato gastrointestinal, que é representado pelas placas de Peyer do intestino delgado e pelo tecido linfoide do apêndice. Existem linfócitos B e T no trato gastrointestinal. Em média, existem 6-40 linfócitos em 100 células epiteliais intestinais.

Assim, de acordo com a teoria adequada da nutrição, o alimento ideal é aquele alimento que é útil a uma determinada pessoa em determinadas condições, adequado à condição humana. Determinar a sua composição é uma tarefa difícil, mas real.

Nutrição racional. A nutrição racional refere-se a um compromisso entre uma nutrição eficaz e a realidade. O compromisso é gerado pela escassez de alimentos nutritivos ou pelo seu elevado custo.

Algumas ideias sobre outros tipos de alimentação racional: 1) *O vegetarianismo* consiste em comer apenas alimentos de origem vegetal. A ideia teve origem na antiguidade, mas foi particularmente desenvolvida no final do século I. Existe uma distinção entre o vegetarianismo antigo (que utiliza apenas alimentos de origem vegetal) e o vegetarianismo jovem (que permite a utilização de produtos de origem animal, como o leite, os ovos e a manteiga). Os vegetarianos acreditam que os produtos animais (especialmente a carne), quando hidrolisados no trato gastrointestinal, formam uma maior quantidade de produtos putrefactos e tóxicos que envenenam o corpo. Por outro lado, os produtos vegetais são ricos em substâncias biologicamente activas, vitaminas, sais minerais, fitoncidas, enzimas, fibras alimentares e contribuem para a prevenção da aterosclerose. Atualmente, considera-se que o vegetarianismo jovem na idade adulta não é prejudicial; 2) *Quem come queijo* rejeita qualquer processamento culinário dos alimentos, uma vez que o processamento térmico destrói substâncias biologicamente activas valiosas. Podemos concordar com este princípio, mas não é correto estendê-lo a todos os produtos. Por exemplo, ao consumir carne, peixe, aves que não tenham sido cozinhados, é possível ser infetado com microrganismos e parasitas; 3) utilização ativa de grãos de trigo germinados. Estes contêm *auxina,* uma hormona de crescimento das plantas. Acredita-se que, em todas as faixas etárias, é útil comer papas de trigo germinado ao pequeno-almoço. Grãos de trigo na proporção de 50-100g por porção, lavados cuidadosamente com água fria, depois colocados num local quente durante 24 horas, deitando água sobre eles antes; dão pequenos rebentos (1mm). Estes grãos são moídos num moinho de carne e deitados em água ou leite a ferver. Prepara-se a papa ou o kisel. Se comer regularmente papas ou kisel de trigo germinado ao pequeno-almoço, pode conseguir restaurar a coordenação dos movimentos, aumentar a acuidade visual, melhorar o estado do couro cabeludo, fortalecer os dentes, o aparecimento de uma imunidade quase completa às constipações. Todos estes factores surgem após 1-2 semanas do início da ingestão regular de trigo germinado.

Classificação dos alimentos. De acordo com a classificação de um dos principais fisiologistas nutricionais, A.A. Pokrovsky, as substâncias alimentares dividem-se em *nutrientes* e substâncias *não alimentares*.

Nutrientes - *proteínas* (péptidos, aminoácidos essenciais e substituídos), *hidratos de carbono* (polissacáridos, hidratos de carbono digeríveis), *lípidos* (gorduras, ácidos gordos e ácidos gordos substituídos - colesterol, fosfolípidos); 12612c3*vitaminas* - hidrossolúveis, incluindo tiamina (B), riboflavina (B), niacina (ácido nicotínico ou vitamina PP), piridoxina (B), ciancobalamina (B), folacina (ácido fólico ou vitamina B), ácido pantoténico (B), biotina (H), ácido ascórbico (C) vitaminas lipossolúveis, incluindo o retinol (A), os calciferóis (D), os tocoferóis (E), as filoquinonas (K) e substâncias semelhantes às vitaminas, incluindo os bioflavonóides (P) 15148rácido pangâmico (B), ácido para-aminobenzóico (H), ácido orótico, colina (B), inositol (B), metilmetionina-sulfónio (U), ácido lipólico, carnitina (B).

Substâncias não alimentares: *compostos de lastro* (celulose, hemicelulose, pectina); *componentes protectores dos géneros alimentícios* (substâncias envolvidas na função dos tecidos de barreira; substâncias que melhoram a função neutralizante do fígado; factores de proteção contra microrganismos e vírus; factores com efeito anticarcinogénico); *substâncias aromatizantes e aromáticas*, *componentes anti-alimentares*; substâncias *cancerígenas e tóxicas*.

Componentes protectores dos géneros alimentícios: 1) substâncias que asseguram a função de barreira dos tecidos. Estas incluem as vitaminas A, C, P, B, E. Por exemplo, o retinol e muitas vitaminas B são necessários para a formação de componentes estruturais das membranas mucosas do trato respiratório, urogenital, digestivo e cutâneo. Para manter a integridade das membranas celulares, garantindo a densidade normal da parede dos vasos sanguíneos, estão envolvidos tocoferóis, ácido ascórbico. Estas vitaminas, bem como a lecitina, a cefalina, os aminoácidos com enxofre, o ácido cítrico, etc., apresentam as propriedades de antioxidantes - extinguem a peroxidação lipídica, protegendo os tecidos do aparecimento de radicais livres, o que é importante no stress, nas radiações ionizantes, na presença de riscos profissionais; 2) compostos que melhoram a função neutralizante do fígado. Estes compostos asseguram os processos de hidroxilação e metilação de substâncias tóxicas no fígado. [1512]As fontes de grupos metilo móveis são a metionina, as vitaminas U, B , B , colina, lecitina. [2]Para uma função hepática normal, é necessário receber substâncias lipotrópicas com os alimentos (substâncias envolvidas na oxidação dos lípidos em produtos finais - vitamina PP, B , C, P, ácido lipóico, lecitina, colina, iões de potássio, ácidos gordos insaturados extremos), impedindo a acumulação de lípidos no fígado; 3) substâncias envolvidas na defesa do organismo contra microrganismos e vírus - fitoncidas. Por exemplo, o sumo de maçãs Antonov é bactericida contra o bacilo da disenteria. Os fitoncidas não são absorvidos pelo organismo, mas passam por todo o trato gastrointestinal, neutralizando os microrganismos. Os fitoncidas encontram-se na mostarda, no rábano, no alho, na cebola, na salsa, na couve, na beterraba, na cenoura, nos citrinos, no espinheiro marítimo, nas groselhas vermelhas e pretas, nos morangos, nos arandos, nos mirtilos; 4) substâncias com efeitos anticarcinogénicos - o retinol, que protege a cavidade oral, o trato gastrointestinal e a bexiga; um complexo de ácido ascórbico, tocoferol, retinol e cisteína, que inibe a formação no organismo de nitrosaminas formadas a partir de precursores contidos nos enchidos. As nitrosaminas são poderosos agentes cancerígenos; vitamina K e fontes que a contêm (cenoura, couve); substâncias de lastro que impedem o desenvolvimento do cancro colorrectal. As fontes de substâncias protectoras são: leite, queijo fresco, produtos lácteos, variedades magras de carne e peixe cozidos, clara de ovo, óleos vegetais, pão de farinha grossa, farelo, aveia e trigo sarraceno, beterraba, cenoura, abóbora, couve, groselha preta, groselha, espinheiro, roseira brava, citrinos. É de notar que os produtos alimentares podem conter substâncias que contrariam a manifestação dos efeitos positivos das substâncias protectoras: produtos ricos em colesterol - gorduras em grandes quantidades, café e chá (a cafeína provoca a mobilização de gorduras dos depósitos de gordura, pelo que outra porção de gordura é novamente sintetizada a partir de hidratos de carbono no depósito); substâncias que contêm concentrações elevadas de aminas biogénicas (tiramina, norepinefrina, dopamina, serotonina) - são muitos tipos de queijo (cheddar, Roquefort, Stilton), chocolate, ananás, tomate, vinhos tintos.

Substâncias anti-nutricionais que não são tóxicas mas bloqueiam ou inibem a absorção de nutrientes. Incluem: *anti-enzimas* - substâncias que bloqueiam a pepsina, a tripsina e a alfa-amilase. Encontram-se no queijo, legumes, clara de ovo, trigo e cevada. São destruídos pelo tratamento térmico; *hidratos de carbono redutores* - compostos que bloqueiam a digestão ou o metabolismo de alguns. Durante o tratamento térmico, estas substâncias combinam-se com aminoácidos (principalmente leucina) e ligam-se a eles, impedindo a sua absorção (reação de Maillard); *antivitaminas* substâncias que destroem as vitaminas ou impedem a sua absorção. ₁Para a vitamina B, a antivitamina é a enzima tiaminase contida no peixe cru, para a biotina - a proteína avidina contida nos ovos crus; substâncias *desmineralizantes* - ácido oxálico, fitina, taninos. Estas substâncias ligam certos compostos divalentes e trivalentes e tornam-nos indigestos. Por exemplo, na azeda e no ruibarbo, a quantidade de ácido oxálico é tão elevada que neutraliza a absorção do cálcio.

Componentes dos alimentos que têm um efeito adverso no organismo. Os alimentos e as bebidas podem conter: *compostos tóxicos naturais - lectinas, aminoácidos não proteicos, glicosídeos,* etc. *As lectinas* são glicoproteínas com efeitos tóxicos locais e gerais. Perturbam a absorção no intestino delgado, aumentam a permeabilidade da parede intestinal, provocam a penetração de substâncias estranhas no sangue, causam a aglutinação dos eritrócitos. Estas substâncias encontram-se nas leguminosas, nos amendoins, nos gérmenes de plantas e nas ovas de peixe. O tratamento térmico destrói as lectinas.

As aminas cianogénicas encontram-se no miolo e no caroço das amêndoas, dos alperces e das cerejas. Estas amêndoas contêm uma enzima que decompõe estas aminas. Como resultado, forma-se ácido cianídrico. Isto ocorre durante o armazenamento prolongado de fontes de aminas cianogénicas de nalewka infundidas em frutos com caroço.

A solanina é um composto tóxico que se forma nos tubérculos verdes das batatas.

Os agentes cancerígenos são hidratos de carbono aromáticos policíclicos, que se formam em partes carbonizadas de géneros alimentícios, em gorduras sobreaquecidas, em produtos fumados. Os agentes cancerígenos incluem compostos nitrosos, que estão contidos em produtos sujeitos a salga, fumagem, armazenamento em forma crua, não cortada ou cozinhada a uma temperatura insuficientemente baixa.

Os compostos *nitrosos* também se formam em plantas cultivadas em solos fortemente fertilizados com compostos azotados - são especialmente abundantes na beterraba e nos vegetais de folha.

O papel das proteínas no organismo. As proteínas representam cerca de 20% da massa seca da célula. As proteínas desempenham funções plásticas e energéticas no organismo. 11-13% da energia consumida pelo organismo provém das proteínas. As proteínas não são armazenadas em reservas. O valor biológico das proteínas é determinado pela presença de aminoácidos essenciais, pela sua relação com os substitutos, pela digestibilidade pelas enzimas gastrointestinais, pela presença de antiproteases (anti-enzimas), antivitaminas e factores alérgicos nas proteínas. A este respeito, é feita uma distinção entre *proteínas completas e incompletas*. *As proteínas completas* contêm todos os aminoácidos essenciais (metionina, lisina, triptofano, fenilalanina, leucina, isoleucina, treonina, valina e, nas crianças, histidina e arginina). Nas *proteínas* deficientes, existe uma carência de um ou mais aminoácidos essenciais. A necessidade de aminoácidos aumenta na gravidez, nas doenças infecciosas, nas avitaminoses e na atividade física intensa. Uma fonte de proteínas completas é o leite, os produtos lácteos, os ovos, a carne, o peixe e o fígado. As leguminosas (soja, ervilhas, feijões) contêm uma grande quantidade de proteínas. As proteínas da soja, batata, arroz e centeio têm uma composição de aminoácidos próxima da proteína animal. As proteínas de origem animal são mais bem digeridas e assimiladas (97%) do que as proteínas vegetais (83-85%). Para uma utilização mais completa das proteínas pelo organismo, é necessário eliminar a atividade anti-enzimática e antivitamínica, bem como o efeito alérgico das proteínas, o que se consegue através do tratamento térmico. Se as proteínas contêm muitas nucleoproteínas (subprodutos), formam-se ácidos nucleicos em grandes quantidades, que produzem ácido úrico, o que pode levar à gota.

Gorduras. Nos seres humanos normais, a gordura representa 10-20%, e na obesidade até 50% da massa total. As gorduras desempenham funções plásticas (para a construção de tecidos e síntese de hormonas esteróides) e energéticas (até 33% da energia consumida é à custa das gorduras). No corpo existem dois tipos: estruturais (protoplasmáticas) e de reserva (depósito - no tecido subcutâneo, na cavidade abdominal - omento e perto dos rins). A alimentação excessiva, a hipodinamia, a diminuição da função das glândulas sexuais e da glândula tiroide provocam um aumento da gordura (peso corporal excessivo). A quantidade de peso corporal ideal depende do género, da idade e da altura. Existem as seguintes formas de determinar o peso adequado: 1) Índice de Broca, que é utilizado com algumas modificações: a) para pessoas com uma altura igual ou inferior a 165 cm (P-100), b) para pessoas com uma altura entre 166 e 175 cm (P-105), para pessoas com uma altura igual ou superior a 176 cm (P-110). Existe uma correção em função do tipo de físico: para os normosténicos (pessoas com um tórax normal) não há correção, para os hipersténicos (pessoas com um tórax largo) acrescenta-se 10% ao valor obtido, para os asténicos (pessoas com um tórax estreito) - reduz-se 10%; 2) Na Europa, o índice de Kethele ou índice de massa corporal (IMC) está amplamente difundido: [2]é o quociente da divisão do peso corporal (g) pela altura (cm) ao quadrado: IMC = (B/P) . Se o índice de Kethele for superior a 2,4, indica que a pessoa tem um risco acrescido de doença arterial coronária. A gordura alimentar provém de fontes animais e vegetais. A gordura animal é representada principalmente por triglicéridos, que incluem ácidos gordos saturados. As gorduras de origem vegetal contêm principalmente ácidos gordos insaturados. No corpo humano, a síntese de ácidos gordos polinsaturados é limitada, pelo que estes ácidos (contidos na gordura vegetal) são essenciais. Trata-se do ácido linoleico e do ácido araquidónico. As gorduras de origem vegetal são ricas em fosfatídeos (lecitina, cefalina, esfingomielina), que desempenham um papel importante na atividade do organismo e, sobretudo, do SNC. Quando a sua ingestão é insuficiente, a gordura neutra deposita-se no fígado, o que perturba a função hepática. A lecitina é importante como regulador do metabolismo do colesterol. Quando o óleo é purificado (refinação do óleo), estes factores são removidos. As substâncias semelhantes às gorduras incluem os esteróis - zoosteróis e fitoesteróis - de origem animal e vegetal, respetivamente. [2]Os fitoesteróis (beta-sitosterol, ergosterol - vitamina D) impedem a absorção do colesterol no trato gastrointestinal. Entre os zoosteróis, o colesterol é uma fonte importante de ácidos biliares e de hormonas esteróides. No entanto, a utilização excessiva de colesterol causa aterosclerose. A absorção da gordura líquida é muito melhor do que a da gordura sólida. Deve consumir 80-100 g de gordura por dia: 25-30 g de óleo vegetal, 30-35 g de manteiga, o resto é gordura para cozinhar. A manteiga tem poucos ácidos gordos polinsaturados, mas muitas vitaminas como A, D, E. Com uma ingestão insuficiente de gordura no corpo, as propriedades imunitárias são reduzidas, a função sexual é prejudicada, a produção de hormonas esteróides é reduzida. Se a ingestão de ácido linoleico na dieta for insuficiente, observam-se tromboses vasculares e cancros.

Hidratos de carbono. A maior parte dos hidratos de carbono que entram no organismo são utilizados para satisfazer as necessidades energéticas (mais de 55% da ingestão de energia). A principal fonte de hidratos de carbono são as plantas, que contêm até 80-90% de hidratos de carbono. Estes são principalmente amido e fibra (substâncias de lastro). Regra geral, o glicogénio (de origem animal) não é ingerido, pois é destruído durante a maturação da carne dos animais abatidos. É necessária uma ingestão diária de 400-500 g de hidratos de carbono, dos quais 350-400 g de amido, 50-100 g de monossacáridos e dissacáridos e até 25 g de substâncias de lastro. Os hidratos de carbono em excesso são convertidos em gordura de reserva.

Algumas recomendações práticas

Ração alimentar para estudantes (m/w), em g/dia: carne e produtos à base de carne (107/127), peixe e produtos à base de peixe (43/53), leite (313/370), queijo fresco (18/21), natas azedas (16/18), queijo (16/18), total de produtos lácteos (903/1097), ovos (22/26), óleo animal (13/16), óleo vegetal (22/26), açúcar (80/95), produtos de padaria em termos de farinha (343/407), batatas (268/317), legumes e melões (317/376), frutos frescos (112/132), frutos secos (4/5).

Especificidades da ração alimentar para trabalhadores do sector mental. Para esta categoria de pessoas, aumenta a necessidade de proteínas e vitaminas hidrossolúveis C e B (em 25-30%), vitamina A e beta-caroteno. É desejável a presença de substâncias de lastro e a utilização de alimentos não refinados (açúcar, óleo, pão). O gasto energético é de 2400-2800 kcal/dia. A energia é formada à custa de proteínas (13%), gorduras (33%), hidratos de carbono (54%). A dieta deve conter proteínas de origem animal (não menos de 55%), óleo vegetal (não menos de 30%), açúcar (não mais de 60-70 g/dia). Recomenda-se um conjunto dos seguintes produtos: carne e produtos à base de carne (200 g), peixe (40 g), leite, produtos lácteos (500), queijo fresco (20), natas azedas (15), ovo (1 unidade), manteiga (20 g), óleo vegetal (20), açúcar (70), farinha (15), massa (10), cereais de leguminosas (35), batatas (385), legumes (300), fruta (200), frutos secos (15)   .

Aula 24.

<u>Tópico: O sistema funcional que mantém a constância da temperatura corporal.</u>

Objetivo - Conhecer os principais processos fisiológicos que asseguram a manutenção da constância da temperatura corporal: produção e libertação de calor, o seu equilíbrio na manutenção da isotermia em condições de temperatura variável do ambiente; conhecer a função dos órgãos excretores, a sua participação na manutenção da homeostasia.

Objectivos -.

(a) Apresente uma classificação dos animais de acordo com a conservação da temperatura corporal;

b) revelar o papel de cada órgão na produção de calor (termogénese por arrepio e termogénese sem arrepio);

c) mostrar as formas como o calor é libertado e o papel dos órgãos individuais neste processo;

Conteúdo:

Um organismo vivo produz constantemente calor, que é utilizado para aquecer o corpo. ^{0}A capacidade térmica específica do corpo humano (a quantidade de calor necessária para aquecer um tecido em 1 C) é, em média, de 0,83 kcal/kg (1 kcal/kg para a água). Foi estabelecido que são consumidas cerca de 72 kcal/hora para aumentar a temperatura corporal de uma pessoa de 70 kg em condições de repouso. ^{0}Daqui resulta que, na ausência do segundo processo - transferência de calor, os tecidos do organismo seriam aquecidos a cada hora em 1,24, ou seja, ocorreria um sobreaquecimento. No entanto, isso não acontece devido ao sistema funcional do organismo (FUS), que mantém a constância da temperatura corporal. Consideremos as principais ligações deste sistema.

O primeiro elo deste sistema, como qualquer outro FUS, é o *resultado adaptativo útil final (FAR)* - este indicador é a temperatura do corpo humano. Uma alteração da temperatura corporal em relação ao nível ótimo (aumento ou diminuição) excita o segundo elo - *os receptores específicos (RE)*. *A* partir dos SRs, os impulsos através das *vias* nervosas *aferentes* (o terceiro elo do FUS) vão para o quarto elo - o *SNC*. A excitação deste elo ocorre também por via humoral aferente (a alteração da temperatura do sangue afecta diretamente as estruturas correspondentes do SNC). A excitação das estruturas correspondentes do SNC provoca um fluxo de impulsos eferentes para os órgãos de trabalho correspondentes - efectores - o quinto elo do FUS.

A alteração do trabalho dos efectores correspondentes leva a uma alteração do CPPP - a temperatura do corpo humano. Se, com a alteração máxima do trabalho dos efectores (reservas internas do organismo), a temperatura corporal não for a ideal, então o hipotálamo e o córtex dos grandes hemisférios (HPA) estão envolvidos no processo de excitação. Quando o hipotálamo é excitado, o sistema endócrino (ES) envolve-se no FUS. É de notar que as alterações na função do SE podem ser efectuadas por impulsos aferentes do RE. Quando o PMA é excitado, o sexto elo do FUS - *o comportamento* - começa a funcionar. Consideremos agora cada elo da EPS separadamente.

O resultado adaptativo benéfico final deste FUS é a temperatura corporal. A temperatura corporal dos seres humanos e dos animais superiores é mantida a um nível relativamente constante, apesar das flutuações da temperatura ambiente. Esta constância da temperatura corporal é designada por *isotermia*. Todos os animais podem ser divididos em dois grupos em termos de constância da temperatura corporal:

1) *Poiquilotérmicos* - organismos de sangue frio cuja temperatura do corpo depende principalmente da temperatura do ambiente: quando

esta diminui, a temperatura do corpo também diminui e vice-versa. Um representante típico dos poiquilotérmicos é a rã. No inverno, a temperatura corporal da rã aproxima-se de zero. Neste estado, ainda é capaz de efetuar saltos com um comprimento não superior a 12-15 cm. ^{0}No verão, a sua temperatura corporal atinge 20-25 , e pode saltar até 1 m;

2) *homeotérmico* - animais de sangue quente com isotermia ou temperatura corporal constante. Estes animais incluem os mamíferos. Note-se que a isotermia tem um carácter relativo: a temperatura dos tecidos situados a menos de 3 cm da superfície do corpo (pele, tecido subcutâneo, músculos superficiais) - a "carapaça" - depende em grande medida da temperatura exterior, enquanto o "núcleo" do corpo (SNC, órgãos internos, músculos esqueléticos situados a mais de 3 cm de profundidade) tem uma temperatura relativamente constante, independentemente da temperatura ambiente. Assim, os animais de sangue quente têm uma "carapaça" poiquilotérmica e um "núcleo" homeotérmico.

A isotermia desenvolve-se gradualmente durante a ontogénese. Num recém-nascido, a capacidade de manter uma temperatura corporal constante não é perfeita. Como consequência, o arrefecimento (hipotermia) ou o sobreaquecimento (hipertermia) do organismo podem ocorrer a temperaturas ambiente que não afectam os adultos. Neles, mesmo um pequeno trabalho muscular (choro prolongado do bebé) pode levar a um aumento da temperatura corporal. O organismo dos bebés prematuros é ainda menos capaz de manter uma temperatura corporal constante.

^{0}Existem microrganismos para os quais a temperatura óptima varia entre 0 e 60 graus negativos, por exemplo, os micróbios que vivem no gelo. ^{00}Há também microrganismos que vivem a temperaturas que vão de +70 a +120 , como os micróbios das fontes termais. Alguns animais, como os morcegos, os roedores e algumas aves (beija-flores), pertencem ao grupo dos organismos *heterotérmicos*: em determinadas condições são poiquilotérmicos e noutras condições são homeotérmicos.

Temperatura do corpo humano. [00]A temperatura das diferentes partes do "núcleo" é diferente: no fígado 37,8-38 , no cérebro 36,9-37,8 . A temperatura do "núcleo" é melhor reflectida pela temperatura do sangue no coração direito, de onde vem o sangue de muitas partes do corpo. [0]Em repouso, a temperatura do sangue no coração direito é de 36,6-37 . [0]Em geral, a temperatura "central" do corpo é de 37 .

[00]*A temperatura da pele* humana varia entre 24,4 e 34 . A temperatura mais baixa é a dos dedos dos pés e a mais alta a da axila. [0]A pele dos dedos dos pés tem normalmente uma temperatura de 24,4 . [0]Se uma pessoa tomar banho em água fria, a temperatura pode descer para 16 . Para determinar a temperatura média da pele ("envelope"), a temperatura é normalmente medida em 7 locais padrão - testa, pé, canela e coxa, peito, costas, ombro e mão. Tendo em conta a gravidade específica da superfície correspondente, o valor médio é calculado utilizando a fórmula de Wiethe: T = 0,07T pé + 0,32T perna + 0,18T peito + 0,17T costas + 0,14T ombro + 0,05T mão + 0,71T testa. [0]De acordo com Schmidt, a temperatura média da pele de uma pessoa nua a uma temperatura confortável é de 33-34 .

Do que precede resulta que o conceito de "constância da temperatura corporal" é condicional. A temperatura do corpo humano é geralmente avaliada com base na sua medição na axila. [0]Aqui a temperatura numa pessoa saudável é igual a 36,5-36,9 . [0]Na clínica, é frequente (especialmente em bebés) medir a temperatura no reto, onde é mais elevada do que na axila, e é igual a 37,2-37,5 numa pessoa saudável.

A temperatura corporal não se mantém constante, mas flutua ao longo do dia. [0]Registam-se flutuações circadianas, ou quase diurnas, da temperatura corporal - a amplitude das flutuações atinge 1 . A temperatura corporal é mínima nas horas anteriores à manhã (3-4 horas) e máxima à noite (16-18 horas). Nos trabalhadores que fazem turnos noturnos prolongados, as flutuações de temperatura podem inverter-se. O repouso e o sono baixam e a atividade muscular aumenta a temperatura corporal.

O fenómeno da assimetria da temperatura axilar é conhecido. Ocorre em 54% dos casos, com uma temperatura ligeiramente mais elevada na axila esquerda do que na direita. [0]Um aumento da assimetria de 0,5 ou mais indica patologia.

O coeficiente de temperatura da pele é um gradiente de temperatura que contém informações úteis para o médico. Este coeficiente reflecte a diferença de temperatura da pele medida sobre a artéria ilíaca (ou axilar) e o 1° dedo do pé ou o 1° dedo da mão. [0]Normalmente, é de 3,8-4 para as extremidades superiores e de 4,9-5,2 para as extremidades inferiores. Em caso de patologia (em caso de deterioração do fluxo sanguíneo das extremidades), aumenta.

Receptores específicos. Estes incluem os extra-termo-receptores e os intertermo-receptores. Os extra-termo-receptores estão localizados na superfície da pele e são representados pelos termorreceptores de frio e calor. Os inter-receptores estão localizados nos vasos, nos órgãos internos, nos músculos e no SNC (na parte anterior do hipotálamo, na formação reticular do cérebro, na medula espinal e no córtex dos grandes hemisférios). Os termorreceptores da pele são os mais estudados. A maior parte dos termorreceptores encontra-se no couro cabeludo (rosto) e no pescoço. [2]Em média, existe 1 termorreceptor por 1 mm de superfície cutânea. Os receptores de frio estão localizados a uma profundidade de 0,17 mm da superfície da pele. [00]Quando estão irritados, a frequência das MFD depende linearmente da temperatura na gama de 41 a 10: quanto mais baixa for a temperatura, mais elevada é a frequência dos impulsos. [00]A sua sensibilidade óptima varia entre 15 e 30 . Os receptores térmicos encontram-se mais profundamente - a uma distância de 0,3 mm da superfície da pele. [00]São em menor número - apenas 30 mil - e reagem às variações de temperatura de forma linear no intervalo de 20 a 50: quanto mais alta a temperatura, maior a frequência de geração de MFD. [0]A sensibilidade óptima situa-se no intervalo 34-43. Existem populações de sensibilidade diferentes entre os receptores de frio e de calor:

[0] 1) respondem a uma variação de temperatura de 0,1 (receptores altamente sensíveis);

[0]2) respondem a uma variação de temperatura de 1 (receptores de sensibilidade média);

[0]3) receptores de alto limiar ou de baixa sensibilidade - reagem a variações de temperatura de 10 . Os impulsos dos receptores cutâneos chegam à medula espinal, onde se encontram os segundos neurónios, a partir dos quais se inicia a via espinotalâmica que termina nos núcleos ventrobasais do tálamo. A partir daqui, parte da informação vai para a zona sensoriomotora da PMA e parte para o centro hipotalâmico de termorregulação. As partes superiores do SNC (PMA e sistema límbico) fornecem a formação da perceção do calor (quente, frio, conforto e desconforto térmico). A região hipotalâmica regula a produção de calor (termorregulação química) e a dissipação de calor (termorregulação física).

A ligação aferente do FUS consiste em: a) via nervosa, que é representada pela via espinotalâmica; b) via humoral - ação direta do sangue "quente" ou "frio" sobre os neurónios do SNC.

O elo central do FUS. No elo central podemos distinguir condicionalmente: a) o centro de termorregulação em sentido restrito, que se situa no hipotálamo; b) tálamo, hipotálamo (como centro mais elevado do sistema nervoso endócrino e autónomo; c) PMA.

No hipotálamo existe um conjunto de neurónios que regulam a libertação de calor (secção de libertação de calor) e a produção de calor (secção de produção de calor). A existência destas secções no hipotálamo foi descoberta por K. Bernard. Ele realizou uma "injeção de calor" (irritação mecânica do hipotálamo de um animal), após a qual a temperatura do corpo aumentou. Os animais com núcleos destruídos da região pré-ótica do hipotálamo toleram mal as temperaturas ambiente elevadas. A irritação desta zona com corrente eléctrica provoca a dilatação dos vasos cutâneos, a transpiração e a dispneia térmica. Este conjunto de núcleos foi designado por "centro de dissipação de calor". Quando os neurónios da parte posterior do hipotálamo são destruídos, o animal não tolera bem o frio. A estimulação eléctrica desta zona provoca um aumento da temperatura corporal, tremores musculares, aumento da lipólise e da glicogenólise. A acumulação destes núcleos é designada por "centro de produção de calor". A destruição do centro de termoregulação transforma um organismo homeotérmico num organismo poiquilotérmico. De acordo com K.P. Ivanov (1983, 1984), existem neurónios sensoriais e eferentes nos centros de produção e dissipação de calor. Os neurónios sensoriais recebem informações dos termorreceptores (via aferente nervosa) e diretamente do sangue que lava os neurónios (via aferente humoral). Se a excitação do centro termorregulador não resultar numa temperatura corporal ideal, então a excitação é transmitida a outras partes do hipotálamo e do tálamo, o que provoca o aparecimento de emoções negativas. Quando surgem emoções negativas, a excitação do hipotálamo é transmitida ao HPA e o último elo do FUS - o comportamento - começa a funcionar.

Efectores FUS. Todos os efectores FUS podem ser divididos em dois grupos:

I. Efectores que aumentam a produção de calor do corpo - quando estes órgãos funcionam, a produção de calor aumenta e o corpo arrefece. Este mecanismo é especialmente importante para manter a constância da temperatura corporal durante a permanência do organismo em condições de aumento da temperatura ambiente. Estes órgãos funcionam sob a excitação de neurónios eferentes do "centro de dissipação de calor". Existem as seguintes formas de transferência de calor: a) *condução de calor* - neste caso há uma transferência direta de calor pelo corpo em contacto com um objeto mais frio; b) *convecção* - devido ao movimento e deslocação do ar aquecido pelo calor. A uma temperatura de conforto, 15% do calor é transferido por este método. Uma ventoinha aumenta a transferência de calor por este método; estes dois métodos de transferência de calor são efectuados se a temperatura do corpo for inferior à temperatura ambiente; c) radiação *de calor,* devido à emissão de raios infravermelhos - este método é efectuado se a temperatura do corpo for inferior e igual à temperatura ambiente. Em condições de temperatura de conforto, até 60% do calor é transferido através deste mecanismo; deve notar-se que em todas as formas de transferência de calor acima mencionadas, o fluxo sanguíneo da pele desempenha um papel significativo: quando a sua intensidade aumenta devido a uma diminuição do tónus das células musculares lisas das arteríolas e ao fecho das derivações arteriovenosas - a transferência de calor aumenta significativamente. Isto também é promovido por um aumento do volume de sangue circulante; d) *evaporação da água* - este método é efectuado quando a temperatura ambiente aumenta acima da temperatura corporal. Neste caso, a transferência de calor ocorre à custa do gasto de energia (a evaporação de 1 ml de água é acompanhada por um gasto de energia de 0,58 kcal). Existem dois tipos de evaporação ou transpiração: a transpiração insensível e a transpiração sensível. A transpiração insensível é a evaporação da água das membranas mucosas do trato respiratório e da água que se infiltra através do epitélio da pele. Num dia, evaporam-se até 400 ml de água através das vias respiratórias (são libertadas 232 kcal de calor). Com o aumento da temperatura, este valor aumenta (dispneia térmica). Num dia normal, cerca de 240 ml de água infiltra-se através da epiderme. Este valor não depende de factores ambientais. Os dois tipos de transpiração permitem a perda de 371 kcal num dia. Transpiração percetível, ou seja, a libertação de calor por evaporação do suor. A uma temperatura confortável, são produzidos em média 400-500 ml de suor por dia, o que significa que são libertadas até 300 kcal. Se necessário, a transpiração pode aumentar até 12 litros por dia (produção de calor até 7000 kcal). Numa hora, as glândulas sudoríparas podem produzir até 1,5 litros e, segundo algumas fontes, até 3 litros. Em termos de composição química, o suor é uma solução hipotónica (0,3% de cloreto de sódio, ureia, glucose, aminoácidos, amónio, pequenas quantidades de ácido lático), com um pH que varia entre 4,2 e 7, sendo o pH médio de 6. 22Os neurónios da medula espinal envolvidos na regulação da transpiração estão localizados em T -L . Existem três tipos de perturbações da transpiração: 1) anidrose - ausência total de transpiração; 2) hipoidrose - redução parcial da transpiração; 3) hiperidrose - produção excessiva de suor.

A contribuição de cada modo de transferência de calor no corpo é diferente. Em condições de conforto térmico, a maior parte do calor é libertado por condução, convecção e radiação, e apenas 19-20% por evaporação. A temperaturas ambiente elevadas - até 75-90% do calor é libertado por evaporação. Existem dois fluxos de calor no corpo: 1) fluxo interno - transferência de calor dos órgãos internos para a pele. Neste caso, o sangue desempenha um papel importante - uma espécie de "tubo de calor" do organismo; 2) fluxo externo - transferência de calor da pele para o ambiente exterior. Quando se considera o mecanismo de transferência de calor, é este fluxo que normalmente se tem em mente. Os órgãos de transferência de calor incluem: 1) *pele* (82% do calor é cedido através da pele). A transferência de calor através da pele é realizada por dois mecanismos: a) devido a reacções vasculares - expansão dos vasos da pele. Neste caso, a transferência de calor ocorre de três formas: condução de calor, convecção, radiação de calor; b) através da transpiração, neste caso, a transferência de calor ocorre por evaporação; 2) *pulmões* (13%) através dos pulmões, a transferência de calor é efectuada por evaporação do vapor de água que satura o ar expirado. A uma temperatura ambiente elevada, o centro respiratório é reflexivamente excitado, a uma temperatura baixa - deprimido, a respiração torna-se menos profunda. 3) *trato gastrointestinal* (4%) - para aquecer os alimentos, por condução de calor; 4) *aquecimento das fezes e da urina* (1%).

A termorregulação física inclui *mudanças na posição do corpo.* Quando um cão ou um gato tem frio, enrola-se numa bola, reduzindo assim a superfície de transferência de calor; quando está calor, adopta uma posição em que a superfície de transferência de calor é maximizada. O mesmo acontece com os seres humanos, que se "enrolam numa bola" quando dormem num quarto frio.

O significado rudimentar para os seres humanos é a *manifestação da reação dos músculos da pele ("pele de galinha").* Nos animais, isto altera a celularidade da cobertura de lã e melhora o papel isolante da lã.

II. Efectores que contribuem para a produção de calor. O trabalho destes órgãos aumenta a formação de calor no corpo - há um aumento da temperatura. Este mecanismo é de grande importância quando a temperatura ambiente diminui. O reforço das funções destes órgãos é efectuado devido à excitação dos neurónios eferentes do centro de produção de calor. Neste caso, a libertação de energia no organismo é efectuada devido à oxidação dos nutrientes (proteínas, gorduras e hidratos de carbono). A importância dos órgãos e tecidos na produção de calor é diferente: 1) *músculos esqueléticos* (60% do calor no corpo é gerado pela contração muscular). Há uma contração involuntária dos músculos - *tremores*. O calor gerado pela contração involuntária dos músculos é designado por *termogénese por tremores*. Neste caso, os processos metabólicos do corpo aumentam significativamente, o consumo de oxigénio e hidratos de carbono pelo tecido muscular aumenta, o que implica um aumento da produção de calor. Mesmo a imitação arbitrária de tremores aumenta a produção de calor em 200%. Se forem introduzidos no corpo miorrelaxantes - substâncias que interrompem a transmissão da excitação do nervo para o músculo, eliminando assim os tremores - a temperatura corporal desce muito mais rapidamente. Os músculos esqueléticos também se contraem devido a impulsos da PMA - trata-se de uma *contração arbitrária*. O conjunto das contracções arbitrárias dos músculos esqueléticos constitui um *comportamento* específico. É de notar que, quando o corpo está na horizontal (deitado), mas com os músculos tensos, há um aumento da produção de calor (devido à intensidade dos processos oxidativos) de 10%. Uma pequena atividade motora leva a um aumento da produção de calor em 50-80%, e uma carga muscular pesada - em 400-500%. Durante a contração muscular, a hidrólise do ATP aumenta e o fluxo de calor secundário aumenta, o qual é utilizado para aquecer o organismo. Quando a temperatura do ambiente e do sangue diminui, a primeira reação dos músculos é um aumento do tónus termorregulador (microvibrações). Em média, quando aparece, a produção de calor aumenta em 20-45% do nível inicial. Com um arrefecimento mais significativo, o tónus termorregulador transforma-se em arrepios de frio muscular. O tremor é uma atividade rítmica involuntária dos músculos localizados superficialmente, em resultado da qual a produção de calor aumenta 2-3 vezes. Inicialmente, o tremor ocorre nos músculos da cabeça e do pescoço, depois no tronco e depois nas extremidades. Neste caso, os sinais dos neurónios hipotalâmicos passam através do núcleo vermelho ("via central do tremor") para os motoneurónios alfa da medula espinal, de onde o sinal vai para os músculos correspondentes, provocando a sua atividade. Nos músculos esqueléticos, a produção de calor pode ocorrer através da termogénese não-contrátil - reduzindo a eficiência da fosforilação oxidativa; 2) *fígado* (30%). No fígado, a termogénese ocorre principalmente através da ativação da glicogenólise e subsequente oxidação da glicose. A temperatura do sangue da veia hepática é mais elevada do que a temperatura do sangue arterial, o que indica a intensidade da produção de calor neste órgão. Devido aos intensos processos de oxidação no fígado, este órgão é designado como a "cozinha bioquímica" do nosso organismo; 3) *a gordura castanha* ocupa um lugar especial na formação de calor do organismo, especialmente nos recém-nascidos e nos habitantes das zonas árcticas, que possuem uma quantidade significativa da mesma. A cor castanha da gordura é dada por um maior número de terminações de fibras nervosas simpáticas e um maior número de mitocôndrias. A gordura castanha aumenta a produção de calor devido à lipólise sob a influência das influências simpáticas e da adrenalina. A gordura castanha localiza-se na região occipital, entre as omoplatas, no mediastino ao longo do trajeto dos grandes vasos e nas axilas. Devido à elevada taxa de oxidação dos ácidos gordos no tecido adiposo castanho, o processo de produção de calor é muito mais rápido do que no normal. O calor gerado devido à termogénese não-crítica nos músculos, à glicogenólise no fígado e à lipólise no tecido adiposo castanho é denominado *termogénese* não-gordurosa; 4) *outros órgãos* (10%) - devido a processos oxidativos em todos os outros órgãos e tecidos do organismo. A regulação da termogénese não-gordurosa é realizada através da ativação do sistema simpático e da produção de hormonas da tiroide e da medula suprarrenal. A produção de calor no corpo é efectuada devido à oxidação de proteínas, gorduras e hidratos de carbono no corpo. Nos seres humanos, a produção de calor aumenta (devido a um aumento da intensidade do metabolismo) quando a temperatura ambiente se torna inferior à temperatura *óptima* (zona de conforto). [00]Para uma pessoa com vestuário ligeiro normal, esta zona situa-se entre +18+20 , e para os nus é igual a +28 . A temperatura óptima na água é mais elevada do que no ar. Isto deve-se ao facto de a água, que tem uma elevada capacidade térmica e condutividade térmica, arrefecer o corpo 14 vezes mais do que o ar. Por conseguinte, o metabolismo aumenta muito mais num banho frio do que no ar à mesma temperatura.

O sistema endócrino é também um dos factores envolvidos nas alterações da temperatura corporal. Quando o centro de produção de calor é irritado (quando a temperatura ambiente aumenta), a produção de tireoliberina no hipotálamo é inibida, o que leva a uma diminuição da função da tiroide. Quando o centro de produção de calor é irritado (quando a temperatura ambiente diminui), a produção de tireoliberina aumenta, o que leva a um aumento da função tiroideia. As glândulas de secreção interna estão envolvidas na regulação da temperatura corporal, principalmente a tiroide e as glândulas supra-renais. Com a participação da glândula tiroide no sangue são libertadas hormonas (tiroxina e triiodotirosina) que aumentam a intensidade do metabolismo, aumentando a produção de calor. As glândulas supra-renais estão envolvidas na libertação de adrenalina no sangue, que: 1) aumenta os processos oxidativos nos músculos e aumenta a produção de calor; 2) estreita os vasos da pele, reduzindo a produção de calor.

Assim, quando o centro de produção de calor é excitado, ocorre: 1) excitação dos motoneurónios da medula espinhal e contração dos músculos esqueléticos (termogénese por tremor); 2) excitação dos neurónios simpáticos da medula espinhal, o que leva à glicogenólise nos músculos esqueléticos e no fígado, bem como à lipólise da gordura castanha (termogénese sem tremor). Quando o centro de produção de calor é excitado, ocorre o seguinte: 1) excitação dos neurónios simpáticos da medula espinal com um aumento do trabalho das glândulas sudoríparas; com o aumento da produção de suor, a atividade da calicreína aumenta, o que leva a um aumento da concentração de bradicinina no sangue. A bradicinina promove a sudação e a dilatação dos vasos cutâneos; 2) excitação da secção depressora do centro vasomotor com diminuição da atividade dos neurónios da medula espinal, o que leva à dilatação dos vasos e ao aumento da produção de calor.

O comportamento é um elo externo do QSF. Este elo do FUS começa a funcionar quando a reserva interna do organismo se esgota. Se, com a função máxima de todos os efectores envolvidos na regulação da temperatura (quando a temperatura ambiente aumenta - participação dos órgãos que aumentam a libertação de calor; quando a temperatura ambiente diminui - participação dos órgãos que aumentam a produção de calor), a temperatura corporal não for a ideal, então a excitação do hipotálamo passa para a PMA - ocorre *o comportamento,* que contribui para a alteração da temperatura corporal para o valor ideal.

HIPOTERMIA E HIPERTERMIA

[0]A hipotermia é uma condição em que a temperatura do corpo é inferior a 35 C. A hipotermia ocorre mais rapidamente quando se mergulha em água fria. Nos últimos anos, a hipotermia artificial tem sido utilizada na prática cirúrgica durante operações ao coração e ao SNC. [0]Neste caso, a temperatura é reduzida para 24-28 C. O significado da hipotermia reside no facto de reduzir drasticamente o metabolismo do

organismo devido à deslocação da curva de dissociação da oxihemoglobina para a esquerda, reduzindo as necessidades de oxigénio do organismo. [0]Como resultado, a exsanguinação mais prolongada do cérebro torna-se tolerável (em vez de 3-5 minutos à temperatura normal, até 15-20 minutos à temperatura 24-28) e os doentes toleram mais facilmente a paragem temporária do coração e a paragem respiratória. Ao utilizar a hipotermia, é necessário excluir as reacções adaptativas do organismo (trabalho de ligações separadas do FUS). Para este efeito, são utilizados medicamentos que desligam a transmissão de impulsos no SNA (gangliobloqueadores) e interrompem a transmissão de impulsos dos nervos para os músculos esqueléticos (miorrelaxantes).

No caso de uma exposição curta e não excessivamente intensa do organismo ao frio, não ocorrem alterações no equilíbrio térmico e diminuição da temperatura ambiente interna. Ao mesmo tempo, contribui para o desenvolvimento de constipações e para a exacerbação de processos inflamatórios crónicos. A este respeito, é de grande importância *o endurecimento* do *corpo*. O endurecimento é conseguido através da exposição repetida a baixas temperaturas de intensidade crescente. [00]Em pessoas fracas, o endurecimento deve começar com procedimentos de água de temperatura neutra (32 C) e baixar a temperatura em 1 C a cada 2-3 dias. O efeito do endurecimento manifesta-se não só nos procedimentos com água, mas também quando exposto ao ar frio. Neste caso, o endurecimento ocorre mais rapidamente se o impacto do frio for combinado com uma atividade muscular ativa.

[0]Hipertermia - condição em que a temperatura do corpo sobe acima de 37 C. Ocorre com a ação prolongada de temperatura ambiente elevada, especialmente em ar húmido (neste caso, a transferência de calor do corpo por evaporação é fortemente prejudicada). A hipertermia também pode ocorrer sob a influência de alguns factores endógenos que aumentam a

produção de calor no organismo (tiroxina, adrenalina, ácidos gordos, etc.). A hipertermia acentuada (aumento da temperatura corporal até 40-41^0) é acompanhada por um estado geral grave do organismo e designa-se por *golpe de calor*.

Um aumento da temperatura em condições externas inalteradas deve ser distinguido da hipertermia. Neste caso, o processo de termoregulação do corpo é perturbado. Um exemplo de tal perturbação é a febre infecciosa. Uma das razões para a sua ocorrência é a elevada sensibilidade dos centros hipotalâmicos às toxinas bacterianas. A introdução de uma quantidade mínima de toxina bacteriana na região hipotalâmica anterior é acompanhada por um aumento da temperatura durante muitas horas.

Aula 25.

**<u>Tópico: Órgãos excretores (rins, pulmões, pele, trato digestivo
e glândulas mamárias), a sua participação na manutenção da
homeostase do ambiente interno.</u>**

Objetivo - conhecer a função dos órgãos excretores, a sua participação na manutenção da homeostasia.

Objectivos -.

(a) Indique as funções excretoras dos pulmões, da pele e do aparelho digestivo;

b) revelar os elementos do nefrónio como unidade morfofuncional do rim;

c) mostrar os processos que ocorrem no nefrónio (filtração, secreção, reabsorção, aumento) e os seus mecanismos;

d) apresentar uma panorâmica da diabetes sem açúcar.

Conteúdo:

A excreção é o processo de libertação do corpo de produtos metabólicos que não podem ser utilizados pelo organismo, substâncias estranhas e tóxicas, excesso de água, sais e compostos orgânicos. Os órgãos de excreção incluem os *rins, os pulmões, a pele (glândulas sudoríparas e sebáceas), o trato digestivo e as glândulas mamárias.* Desses órgãos, as glândulas mamárias e sebáceas são órgãos excretores especiais porque segregam substâncias benéficas para o organismo. Os produtos das glândulas sebáceas e mamárias - sebo e *leite* - têm um significado fisiológico independente - o leite como produto alimentar para os recém-nascidos e o sebo para lubrificar a pele. A principal importância dos órgãos excretores é manter a constância da composição e do volume dos fluidos do ambiente interno do corpo, principalmente o sangue.

$_{222}$Os pulmões removem do corpo: 1) CO e, assim, participam na manutenção do pH do sangue constante (quando o pH diminui, o CO aumenta, e quando o pH aumenta, o CO diminui). A hipoventilação contribui para a acidose (gasosa) respiratória e a hiperventilação para o aparecimento de alcalose respiratória; 2) água e participa assim na manutenção da temperatura corporal por evaporação do calor; 3) substâncias tóxicas (excesso de substâncias estupefacientes e vapores de álcool).

As glândulas salivares e gástricas excretam: 1) metais pesados; 2) alguns medicamentos (morfina, quinino, salicilatos); 3) compostos orgânicos estranhos.

O fígado elimina do sangue, através da bílis, um certo número de produtos do metabolismo azotado, o excesso de pigmentos biliares e os ácidos.

O pâncreas e as glândulas intestinais eliminam os metais pesados e os medicamentos.

As glândulas da pele, devido às glândulas sudoríparas, segregam: 1) água (a sua evaporação da superfície da pele ajuda a manter a temperatura do corpo); 2) algumas substâncias orgânicas, nomeadamente a ureia; 3) ácido lático, especialmente durante o trabalho muscular extenuante. As glândulas *sebáceas segregam sebo* para lubrificar a pele.

As glândulas mamárias segregam leite materno como alimento para os recém-nascidos.

Função dos rins. Os rins são os principais órgãos excretores. As principais funções dos rins são:

1) estão envolvidos na regulação do volume de sangue e de outros fluidos corporais, na composição iónica dos fluidos internos, no equilíbrio ácido-base, na pressão sanguínea e na eritropoiese;

2) Participam na excreção dos produtos finais do metabolismo azotado e do excesso de substâncias orgânicas fornecidas pelos alimentos ou formadas durante o metabolismo;

₃3) estão envolvidos na secreção de enzimas e de substâncias fisiologicamente activas (hemopoietinas, renina, bradicinina, prostaglandinas, vitamina D).

A unidade estrutural e funcional do rim é o nefrónio, que é constituído pelos seguintes elementos:

1) trazer a arteríola;

2) O túbulo do nefrónio (rede capilar primária);

3) a arteríola exportadora;

4) rede capilar secundária;

5) vénula; 6) cavidade da cápsula de Baumann-Schumlansky;

7) O túbulo tortuoso de primeira ordem, ou túbulo tortuoso proximal;

8) um canal reto descendente;

9) alça de Henle;

10) túbulo rectal ascendente;

11) O túbulo tortuoso de segunda ordem, ou túbulo tortuoso distal;

12) tubo coletor.

No néfron ocorrem os seguintes processos: 1) filtração; 2) reabsorção; 3) secreção; e 4) aumento. Os três primeiros processos asseguram a *formação da urina*.

A filtração do coágulo é a penetração de água e de compostos de baixo peso molecular dos túbulos para a cavidade capsular. Existem três barreiras à filtração: o endotélio do capilar tubular, a membrana basal e o folheto interno da cápsula. A força que favorece a filtração é a *pressão hidrostática do sangue* (70 mmHg) nos capilares do túbulo. As forças que impedem a filtração incluem: *a pressão oncótica do sangue* (30 mmHg) e *a pressão hidrostática do ultrafiltrado* na cápsula de Bowman-Schumlansky (20 mmHg). A *pressão de filtração efectiva,* da qual depende a taxa de filtração glomerular, é determinada pela diferença entre a pressão que favorece a filtração e a pressão que a impede (70-30-20=20 mmHg). A quantidade de ultrafiltrado (*urina primária*) atinge 150-180 litros por dia. A taxa de filtração atinge 120 ml/min nos homens e 110 ml/min nas mulheres.

A reabsorção *canalicular* é a reabsorção de água e de algumas substâncias necessárias ao organismo da urina primária para o sangue. De 150-180 litros de urina primária devido à reabsorção, apenas 1,5-2 litros de urina final, ou secundária, são formados. A reabsorção de substâncias em diferentes partes do nefrónio não é a mesma. No segmento proximal do nefrónio, o ultrafiltrado reabsorve completamente a glicose, os aminoácidos, as vitaminas, as proteínas e os oligoelementos. Nas secções subsequentes do nefrónio, apenas são reabsorvidos iões e água. A reabsorção é influenciada pelos seguintes factores 1) a concentração de substâncias *limiares e não limiares. As substâncias limiares são aquelas* que são reabsorvidas. A reabsorção destas substâncias depende da sua concentração no sangue. Para estas substâncias, existem concentrações sanguíneas limiares - a sua concentração sanguínea mínima, quando estas substâncias não são completamente reabsorvidas. Por exemplo, a glucose é completamente reabsorvida quando a sua concentração no sangue é igual ou inferior a 10 mmol/L. Quando a concentração sanguínea de glicose aumenta para além deste valor, alguma glicose é excretada na urina e ocorre glicosúria - o aparecimento de glicose na urina final. *Substâncias não limiares* - não sofrem reabsorção (são completamente excretadas pela urina), pelo que não existe uma concentração limiar no sangue para elas. Por exemplo, o polissacárido inulina e os sulfatos. Se estas substâncias tiverem entrado no ultrafiltrado, não são reabsorvidas. Do que precede, resulta que o aumento da concentração de substâncias limiares no sangue acima de um valor limiar diminui a sua reabsorção, o que conduz a uma diminuição da reabsorção de água. Um aumento das substâncias isentas de limiar no ultrafiltrado favorece uma diminuição da reabsorção de água; 2) o *sistema rotativo-contracorrente* (este sistema combina os túbulos rectos descendente e ascendente, bem como a ansa de Henle). Este sistema é de grande importância na reabsorção de iões de sódio e de água. O epitélio do túbulo reto ascendente tem a capacidade de transportar ativamente iões de sódio para o fluido intercelular e é quase impermeável à água. Em contrapartida, o epitélio do túbulo descendente direto é permeável à água, mas não possui mecanismos de transporte ativo de iões de sódio. O ultrafiltrado, ao passar pelo túbulo descendente, cede água e torna-se assim mais concentrado. Simultaneamente, a reabsorção de água ocorre de forma passiva devido ao facto de na secção ascendente haver uma reabsorção ativa de iões de sódio, que aumentam a pressão osmótica do líquido intercelular e contribuem assim para a reabsorção de água do túbulo descendente direto. Por sua vez, a reabsorção de água leva a um aumento da concentração de urina na alça do néfron, o que facilita a transferência de iões de sódio para o líquido intercelular; 3) *hormonas -* vasopressina (hormona antidiurética - ADH) e aldosterona. A ADH é uma hormona que se forma no hipotálamo e se acumula no lobo posterior da glândula pituitária. Uma vez na corrente sanguínea, esta hormona afecta o tubo coletor do nefrónio e aumenta a atividade da enzima hialuronidase, que promove a degradação do ácido hialurónico e aumenta a porosidade da parede. Estas alterações resultam num aumento da reabsorção de água. Na ausência de ADH ou com uma pequena quantidade de ADH (diabetes sem açúcar), a reabsorção de água no tubo coletor é prejudicada e a quantidade de urina final aumenta (poliúria). Quando a ADH está aumentada, pelo contrário, a reabsorção de água no tubo coletor aumenta, diminui (oligúria) ou está ausente (anúria). A aldosterona é uma hormona do córtex suprarrenal (mineralocorticóide). Esta hormona afecta principalmente o túbulo rectal ascendente e aumenta a reabsorção de sódio, que por sua vez, através do sistema pivot-ótico, aumenta a reabsorção de água. A insulina afecta indiretamente a reabsorção de glicose e de água (através da regulação da concentração de glicose). Quando a secreção de insulina é insuficiente (diabetes mellitus), a quantidade de glucose no sangue aumenta. Se a concentração de glucose atingir um valor limite, a sua reabsorção nos túbulos diminui, o que leva a uma diminuição da reabsorção de água.

Secreção canalicular em que as células epiteliais do nefrónio captam determinadas substâncias do sangue e do líquido intersticial e as transportam para o lúmen dos túbulos. A secreção permite a excreção rápida de ácidos orgânicos, bases e iões. Outra variante da secreção tubular é a libertação no lúmen dos túbulos de novas substâncias sintetizadas nas células do nefrónio. Assim, nas células dos túbulos renais é sintetizado amoníaco por desaminação de aminoácidos a partir de grupos amino (amoniogénese), que capta iões de hidrogénio do sangue, transformando-se em amónio e sendo excretado na cavidade tubular. Este é um dos mecanismos de manutenção do pH sanguíneo pelos rins. O ácido hipúrico é também sintetizado nas células dos túbulos renais a partir do ácido benzoico e do glicocol.

Os rins produzem uma série de substâncias fisiologicamente activas que são excretadas no sangue. A execução da função incretora está associada ao aparelho justaglomerular, que se situa à entrada do túbulo, entre as arteríolas de alimentação e de abastecimento do túbulo e parte da parede do túbulo distal. Inclui células granulares da arteríola de alimentação, células da mancha densa do túbulo distal e células especiais que contactam com ambos os grupos de células.

As seguintes substâncias fisiologicamente activas são formadas nos rins:

1) *renina* - é formada por células granulares e é uma enzima proteolítica que facilita a clivagem do péptido inativo angiotensina I do angiotensinogénio. Dois aminoácidos são clivados da angiotensina I e esta é convertida no vasoconstritor ativo, a angiotensina II. Além disso, a angiotensina II afecta a taxa de reabsorção de iões de sódio e estimula a secreção de aldosterona pelas células do córtex suprarrenal. O valor homeostático da renina é o facto de reduzir a filtração glomerular e levar à preservação do volume do fluido extracelular e do sangue e impedir a perda de iões de sódio;

3332) *vitamina* D - as células renais extraem a pró-hormona vitamina D do plasma sanguíneo formado no fígado e convertem-na na hormona D fisiologicamente ativa. Esta hormona estimula a formação de proteínas de ligação ao cálcio nas células intestinais, necessárias para a absorção de iões de cálcio, promove a libertação de cálcio dos ossos e regula a sua reabsorção nos túbulos renais;

3) *As hemopoietinas (eritro-, leuco e trombopoietinas),* que estão envolvidas na hematopoiese;

4) *as cininas,* que são fortes vasodilatadores envolvidos na regulação do fluxo sanguíneo renal e da excreção de sódio;

35) *prostaglandinas,* incluindo *a prostaglandina A (medulina),* que se forma na medula renal e aumenta o fluxo sanguíneo renal e a excreção de iões sódio sem alterar a filtração glomerular. A medulina diminui a sensibilidade das células tubulares à ADH;

6) *ativador do plasminogénio (uroquinase),* que ativa o plasminogénio, transformando-o em plasmina (fibrinolisina) e impedindo a coagulação do sangue. Verificou-se que a atividade fibrinolítica do

sangue colhido na veia renal é significativamente mais elevada do que na artéria renal.

A função metabólica dos rins consiste em manter um nível constante de proteínas, hidratos de carbono e lípidos nos fluidos do ambiente interno. A albumina e as globulinas não atravessam a membrana do túbulo, mas as proteínas de baixo peso molecular e os péptidos são filtrados livremente. Por conseguinte, a cavidade tubular recebe constantemente hormonas e proteínas alteradas. As células do túbulo proximal captam-nas e decompõem-nas em aminoácidos, que são transportados através da membrana plasmática basal para o líquido extracelular e depois para o sangue. Isto ajuda a restabelecer a reserva de aminoácidos do organismo.

Os rins têm um sistema ativo de produção de glicose. Durante um jejum prolongado, quase metade da quantidade total de glicose que entra no sangue é sintetizada nos rins. Os rins utilizam ácidos orgânicos para sintetizar a glicose e, assim, ajudam a estabilizar o pH sanguíneo, pelo que, em alcalose, a síntese de glicose a partir de substratos ácidos é reduzida.

A participação renal no metabolismo dos lípidos deve-se ao facto de o rim extrair os ácidos gordos livres do sangue e de a sua oxidação ser em grande parte responsável pela função renal. Estes ácidos estão ligados à albumina no plasma e, por conseguinte, não são filtrados. Entram nas células do nefrónio a partir do líquido intercelular. Os ácidos gordos livres são incorporados nos fosfolípidos e nos triacilgliceróis e, como estes compostos, entram no sangue.

O papel dos rins na regulação da pressão osmótica do sangue. Nos seres humanos normais, a pressão osmótica (osmolaridade) do sangue situa-se dentro de 290 mosmol/kg de água. Os osmorreceptores estão localizados na zona do núcleo supra-ótico do hipotálamo, no fígado, no coração, nos rins e noutros órgãos. De acordo com a hipótese dos osmorreceptores de Vernay, quando a pressão osmótica do sangue aumenta, o fluxo de impulsos dos osmorreceptores aumenta, o que leva à libertação de ADH da neuro-hipófise, a reabsorção de água aumenta nos tubos colectores do néfron e a pressão osmótica do sangue diminui. A produção de ADH aumenta sob a influência de estímulos dolorosos - ocorre a anúria dolorosa.

O papel dos rins na regulação do volume de sangue circulante. Os volumorreceptores (receptores de estiramento) desempenham um papel na regulação do volume do sangue circulante e do líquido intersticial, que se localizam nos sistemas arterial e venoso - em zonas de baixa e alta pressão. Existem volumoreceptores na parede da aurícula esquerda. Quando o fluxo sanguíneo através das veias pulmonares aumenta, a parede da aurícula esquerda distende-se, excitando os volumorreceptores, e ocorre um fluxo de impulsos aferentes. Estes impulsos aumentam o tónus vago, o que leva a efeitos negativos no coração e a uma diminuição do fluxo sanguíneo no pequeno círculo de circulação sanguínea. Ao mesmo tempo, estes impulsos chegam ao núcleo supra-ótico do hipotálamo - a secreção de ADH diminui, a reabsorção de água nos tubos colectores do néfron diminui, a diurese (poliúria) aumenta, o que leva à normalização da ODC. Parte dos volumorreceptores está localizada no seio carotídeo e na região do arco aórtico. Quando a pressão arterial diminui, a secreção de ADH aumenta e o ODC aumenta. A ACC também é regulada pelo sistema renina-angiotensina-aldosterona. Quando a ACC diminui, a pressão arterial diminui, levando ao aumento da produção de renina, a angiotensina II é formada, o que aumenta a produção de aldosterona. Isto provoca um aumento da reabsorção de sódio, seguido da reabsorção de água. Como resultado, o ODC aumenta.

O papel dos rins na regulação da composição iónica do sangue. Os rins desempenham um papel importante na manutenção da concentração de iões de sódio, potássio, cálcio e cloro no sangue: 1) *iões de sódio* - a sua concentração no sangue é mantida ao nível de 140-143 mmol/l. Quando o nível de sódio no sangue diminui, a produção de aldosterona aumenta (inclusive através do aumento do sistema renina-angiotensina-aldosterona), o que aumenta a atividade da bomba de sódio-potássio nos túbulos renais e promove o aumento da reabsorção de sódio. Com o excesso de iões de sódio no sangue, aumenta a produção da hormona uretica de sódio (atriopeptina), que é produzida no hipotálamo e reduz a reabsorção de sódio. É de salientar que o nível de ADH afecta indiretamente a concentração de iões de sódio no sangue: um aumento da ADH aumenta a reabsorção de água, reduzindo assim a concentração de iões de sódio; 2) *iões de potássio* - a sua concentração no sangue é mantida em 4,5 mmol/l. O nível de potássio no sangue é mantido pela secreção: quando o potássio no sangue aumenta acima do normal, a sua secreção aumenta, o que se deve à influência da aldosterona (ativa a bomba de sódio-potássio, aumentando a reabsorção de sódio e a secreção de potássio. A insulina diminui a secreção de potássio. Na acidose, a secreção de potássio diminui (o sódio é trocado por hidrogénio, pelo que o potássio não é segregado), e na alcalose aumenta; 3) *iões de cálcio* - a sua concentração é mantida a 2,5 mmol/L. A paratgormona aumenta a reabsorção de cálcio, enquanto a tirocalcitonina a diminui. Os sinais para as glândulas correspondentes provêm de receptores de cálcio localizados no fígado; 4) *aniões de cloro* - a sua concentração situa-se entre 100 mmol/l. Normalmente, a reabsorção de cloro ocorre atrás dos iões de sódio, pelo que, quando a reabsorção de sódio aumenta, a reabsorção de cloro também aumenta.

O papel dos rins na regulação do equilíbrio ácido-base (pH). O pH sanguíneo é mantido pelos rins através dos seguintes mecanismos: 1) pela regulação da reabsorção do bicarbonato de sódio. Na acidose, a eficiência da reabsorção de bicarbonato aumenta e na alcalose diminui. Na acidose, as células epiteliais do túbulo absorvem o excesso de iões de hidrogénio e segregam-no para o lúmen do túbulo, o que desloca o ião sódio do bicarbonato, convertendo-o em ácido carbónico. Sob a influência da carboanidrase (localizada na parte apical da célula epitelial), o ácido carbónico é decomposto em água e dióxido de carbono. O dióxido de carbono entra na célula, onde é convertido em ácido carbónico sob a influência da carboanidrase. $_3$Dissocia-se em ião de hidrogénio e anião HCO. O ião hidrogénio sai da célula para o lúmen do túbulo e desloca novamente o sódio do bicarbonato. Assim, a secreção de hidrogénio em troca de sódio acaba por resultar na passagem de todo o bicarbonato da urina primária para o sangue e o excesso de iões de hidrogénio escapa para a urina; 2) excreção de iões de hidrogénio pelo tampão fosfato. $_{2424}$Os iões de hidrogénio segregados no lúmen dos túbulos ligam-se ao fosfato (Na HPO) e deslocam o sódio deste, transformando-se em NaH PO , que sai do rim e transporta o excesso de iões de hidrogénio; 3) através do processo de *amoniogénese* - quando o pH da urina desce para 5 ou menos, o tampão fosfato é esgotado e inicia-se a síntese de amoníaco nas células tubulares como resultado da desaminação de aminoácidos (ácido glutâmico). O amoníaco capta o ião hidrogénio do sangue e é convertido em amónio, que é segregado na cavidade tubular onde desloca o sódio do cloreto de sódio. $_4$Isto produz NH Cl, que é excretado com a urina. $_3$O sódio libertado é reabsorvido no sangue e combina-se com o anião HCO , repondo a capacidade do tampão bicarbonato.

Regulação da função renal. Existem dois mecanismos principais de regulação da função renal: 1) *regulação nervosa* - a irritação das fibras simpáticas que inervam os rins leva à constrição dos vasos sanguíneos nos rins. O estreitamento das arteríolas de entrada leva a uma diminuição da filtração devido a uma diminuição da pressão hidrostática nos túbulos. A constrição das arteríolas de saída aumenta a filtração ao aumentar a pressão nos túbulos. As influências simpáticas estimulam a reabsorção de sódio. As influências parassimpáticas activam a reabsorção de glicose e a secreção de ácidos orgânicos. Os estímulos dolorosos podem resultar numa diminuição da produção de urina até à sua completa cessação (*anúria dolorosa)*. O mecanismo da anúria dolorosa é o seguinte: a) há um espasmo das arteríolas supridoras com aumento da atividade do sistema nervoso simpático e da secreção de catecolaminas pelas glândulas supra-renais, o que leva a uma diminuição acentuada da filtração; b) a dor ativa os núcleos hipotalâmicos, a secreção de ADH aumenta, a reabsorção de água aumenta, a diurese diminui, até ao seu desaparecimento; 2) *alteração condicional-reflexa da* diurese. A anúria, a irritação dolorosa, bem como o aumento da diurese, podem ser reproduzidos de forma condicional-reflexiva. A introdução repetida de água no corpo do cão em combinação com a ação de um estímulo condicionado leva à formação de um reflexo condicionado acompanhado por um aumento da produção de urina. A alteração reflexa condicionada da diurese atesta a participação na regulação do trabalho renal das partes superiores do SNC - o córtex dos grandes hemisférios; 3) *a regulação humoral da* atividade renal desempenha o papel principal. A função renal é influenciada por uma série de hormonas: ADH, aldosterona, paratormona, tiroxina, tirocalcitonina. O mecanismo da sua ação foi descrito acima.

Aula 26.

<u>Tópico: Questões gerais de fisiologia do sistema endócrino.</u>

O objetivo é conhecer os mecanismos básicos da ação hormonal, a autorregulação do sistema endócrino, as relações funcionais entre as glândulas de secreção interna e o sistema nervoso, os neurossecretos hipotalâmicos e, correspondendo a estes, as hormonas trópicas.

Objectivos -.

(a) Apresentar uma classificação fisiológica das hormonas;

b) revelar os mecanismos de ação das hormonas (extracelulares e intracelulares);

c) Exposição sobre as relações funcionais entre o hipotálamo e a hipófise (liberinas, estatinas e hormonas trópicas);

d) indicam a regulação da libertação de hormonas no sangue.

Conteúdo:

A endocrinologia é uma ciência que estuda o desenvolvimento, a estrutura e as funções das glândulas de secreção interna e das células produtoras de hormonas, a biossíntese, o mecanismo de ação e as características das hormonas, a sua secreção em condições normais e patológicas, bem como as doenças resultantes da perturbação da produção hormonal.

As glândulas de secreção interna, ou glândulas endócrinas, produzem hormonas. Ao contrário das glândulas de secreção externa, ou glândulas exócrinas, estas glândulas não têm condutas e segregam as suas secreções diretamente no sangue, na linfa e noutros fluidos tecidulares. Daí o seu nome - endócrinas (do grego endon - dentro, krinein - segregar). O termo "secreção interna" foi introduzido pelo famoso fisiologista francês Claude Bernard em 1855, que considerou todos os órgãos como

82

glândulas com secreção interna num sentido lato, uma vez que segregam os produtos do seu metabolismo para o sangue.

O ano de 1849 é considerado o ano de nascimento da endocrinologia. Neste ano, Adolf Berthold estabeleceu o facto de que os efeitos da castração num capão eram eliminados após o transplante de testículos de galo para o seu abdómen. Pela primeira vez, foi demonstrado experimentalmente que as substâncias de certos órgãos têm um efeito regulador sobre o metabolismo e determinam o desenvolvimento de características sexuais secundárias. Por esta altura, há descrições de doenças específicas das glândulas endócrinas: glândula tiroide - por Graves em 1835, por Bazedov em 1840; glândulas supra-renais - por Addison em 1855. Em 1889, Broun-Sekar relatou experiências realizadas em si próprio - extractos de testículos de animais tiveram um efeito "rejuvenescedor" no corpo senil do cientista (tinha 72 anos). Em 1889-1890, Mering e Minkowski estabeleceram a ligação entre a diabetes mellitus e a violação do pâncreas e, em 1901, L.V. Sobolev demonstrou a função endócrina dos ilhéus de Langerhans, que foi identificada em 1921 por F. Bunting e C. Best como insulina. Em 1905, os fisiologistas britânicos Baylis e Starling introduziram o termo "hormona" (do grego Hormo - induzir, excitar). Isolaram a secretina da parede do 12º intestino, que provoca um aumento da secreção pancreática. Atualmente, a endocrinologia continua a desenvolver-se intensamente.

Torna-se óbvio que a produção de substâncias fisiologicamente activas não se deve apenas à função das glândulas de secreção interna, mas também a muitos órgãos não endócrinos: o trato gastrointestinal, os rins, o fígado, o coração produzem hormonas e hormonóides. No final do século passado, foram descobertas células cromafins no intestino, que estavam intensamente coradas com crómio. Posteriormente, foram identificadas células semelhantes no esófago, nos brônquios e noutras partes do sistema respiratório. O patologista austríaco Feirter, que descobriu estas células, agrupou-as num sistema parácrino, acreditando que produziam substâncias semelhantes a hormonas. O histologista inglês Pearce, nos anos 50 do século XX, descobriu que todas estas células são capazes de absorver aminoácidos (precursores das hormonas) introduzidos do exterior e de os decompor por descarboxilação e, a partir dos seus resíduos, sintetizar hormonas. Chamou a este processo "Captação e descarboxilação de precursores de aminas". As primeiras letras de quatro destas palavras formaram o acrónimo APUD (1968). As células foram denominadas "apudócitos". Atualmente, são conhecidos mais de 50 tipos de apudócitos, que sintetizam mais de 30 hormonas, incluindo a serotonina, a melatonina, a adrenalina, a histamina, a insulina, a gastrina, a secretina, a pancreosimina, a bombesina, as encefalinas, as endorfinas e outras. O sistema APUD é alvo de grande atenção devido ao facto de, sem apudócitos, a atividade vital normal do organismo ser perturbada.

O número de hormonas descobertas está a aumentar. No entanto, é preciso ter cuidado ao classificar uma substância biologicamente ativa recentemente descoberta como hormona sem provas suficientes. A endocrinologia clássica exige as seguintes provas para estabelecer a sua atividade hormonal:

1) a presença de manifestações distintas de um efeito hormonal "drop-out" que ocorre após a remoção do órgão secretor de hormonas;

2) eliminação dos fenómenos de "perda" na aplicação da terapia de substituição (auto-transplantes ou homotransplantes, extractos do órgão em questão);

3) A preparação purificada obtida a partir deste órgão (ou sintetizada) deve ter uma ação hormonal qualitativamente específica.

Todas as hormonas são compostos orgânicos. De acordo com a sua estrutura química, podem ser divididas em dois grupos principais: 1) hormonas que são aminoácidos e seus derivados - polipéptidos e proteínas; 2) hormonas esteróides, ou lipídicas. O primeiro grupo inclui: a) as hormonas representadas por proteínas complexas (glucoproteínas) - tiroideia, folículo-estimulante, luteinizante; b) as hormonas peptídicas constituídas por 30-90 resíduos de aminoácidos - hormona adrenocorticotrópica, somatotrópica, melanocitoestimulante, prolactina, paratormona, insulina, glucagon; c) Oligopeptídeos constituídos por um pequeno número de resíduos de aminoácidos - liberinas, estatinas, oxitacina, hormonas gastrointestinais.

As hormonas esteróides são derivados do colesterol: o colesterol é convertido em pregnenalona, da qual se originam todas as principais hormonas esteróides - corticosterona, cortisol, aldosterona, estradiol, progestinas, estriol, estrona, testosterona. Além disso, este grupo inclui o ácido araquidónico e os seus derivados - prostaglandinas, prostaciclinas, tromboxanos, leucotrienos. Em termos de permeabilidade, é de salientar que, das hormonas derivadas de aminoácidos, apenas as hormonas da tiroide são capazes de atravessar as membranas celulares.

As hormonas podem ser divididas em três grupos, de acordo com a sua funcionalidade (classificação fisiológica): I) hormonas efectoras - estas hormonas formam-se nas glândulas periféricas de secreção interna (tiroide, paratiróides, pâncreas, placenta, ovários, testículos, glândulas supra-renais) e influenciam diretamente os órgãos e tecidos (objeto-alvo); II) hormonas trópicas - formam-se no lobo anterior da hipófise e influenciam as glândulas periféricas de secreção interna. Distinguem-se as seguintes hormonas trópicas principais (a) hormona tiroideia (TTH) - afecta a glândula tiroide e potencia a sua função; b) hormona somatotrópica (STH) - afecta o fígado, onde em resposta são sintetizadas somatomedinas, que influenciam o crescimento de órgãos e tecidos; c) hormona adrenocorticotrópica (ACTH) - afecta a camada cortical das glândulas supra-renais e potencia a produção de corticosteróides; d) hormona gonadotrópica (GTH). Estas incluem: 1) hormona folículo-estimulante (FSH) - afecta os ovários (promove a maturação dos folículos) nas mulheres e os testículos (promove a maturação dos espermatozóides) nos homens; 2) hormona luteinizante (LH) - promove o desenvolvimento do corpo lúteo; e) hormona luteotrópica (LTH) ou prolactina - afecta as glândulas mamárias e aumenta a produção de leite; III) liberinas (hormonas libertadoras) e estatinas (hormonas inibidoras) - são formadas no hipotálamo e actuam no lobo anterior da hipófise, estimulando (liberinas) ou inibindo (estatinas) a produção das hormonas trópicas correspondentes. Existem os seguintes tipos de liberinas: 1) tireoliberina - aumenta a produção de TTH; 2) corticoliberina - aumenta a produção de ACTH; 3) foliberina - aumenta a produção de FSH; 4) luliberina - aumenta a produção de LH; 5) prolactoliberina - aumenta a produção de LTG; 6) somatoliberina - aumenta a produção de STH. Distinguem-se as seguintes estatinas: 1) somatostatina - inibe a produção de STH; 2) prolactostatina - inibe a produção de LTG.

Receptores hormonais. Atualmente, foram identificados 60 receptores de hormonas, dos quais 50% estão localizados nas membranas da célula-alvo e, nos restantes casos, no interior da célula. As hormonas que não conseguem penetrar na membrana plasmática possuem receptores na superfície celular. Os receptores intracelulares são utilizados para a perceção das hormonas esteróides - glucocorticóides, mineralocorticóides, estrogénios, androgénios, progestinas e hormonas da tiroide (tiroxina, triiodotironina). Os receptores de muitas hormonas ainda não foram identificados.

Todos os receptores hormonais são estruturas celulares específicas que se ligam necessariamente às hormonas para que estas produzam um efeito. Os receptores têm uma elevada afinidade e seletividade para as hormonas, mas ao mesmo tempo podem ligar-se a análogos estruturais das hormonas. Por isso, na literatura é comum falar-se de substâncias que imitam a ação de uma hormona - são os agonistas, ou miméticos, e de substâncias que se ligam aos receptores mas não provocam um efeito biológico ou impedem a ligação da hormona - são os antagonistas, ou líticos. Os receptores são estruturas proteicas. A sua síntese ocorre no retículo endoplasmático, nos ribossomas. Após a sua formação, sofrem uma "maturação" no aparelho de Golgi, de onde se translocam para as membranas plasmáticas ou para o citosol.

A concentração de receptores na superfície da célula depende do nível das hormonas: se a concentração de uma hormona no sangue aumentar, o número de receptores para esta hormona na superfície da membrana diminui - a sensibilidade da célula a esta hormona diminui; se o nível de uma hormona no sangue diminuir, a concentração de receptores para esta hormona aumenta - a sensibilidade da célula a esta hormona aumenta. Este princípio de regulação do número de receptores é designado por "down-regulation". Para a interação de um recetor com uma hormona, é importante a afinidade da hormona por esse recetor, que depende de 1) do valor do pH - numa acidificação até 7,0 a ligação da insulina aos receptores de insulina diminui em 50%; 2) do aparecimento de auto-anticorpos (em condições de patologia) para receptores específicos. Por exemplo, em algumas formas de diabetes mellitus, apesar do elevado nível de insulina no sangue, existe uma insuficiência funcional do aparelho insular - parte dos receptores de insulina é ocupada por anticorpos.

Mecanismo de ação das hormonas. Existem dois mecanismos principais de ação das hormonas: 1) extracelular (ação das hormonas proteicas, catecolaminas, serotonina, histamina) - neste caso, os receptores que interagem com as hormonas estão localizados na superfície da membrana; 2) intracelular (ação das hormonas esteróides e tiroideias) -

neste caso, as hormonas penetram no citoplasma e interagem com os receptores localizados no interior da célula. São reguladas através da alteração da sua síntese. Por exemplo, durante a gravidez nas mulheres, a concentração de oxitacina, serotonina, colina e adrenoreceptores no miométrio altera-se significativamente. Estas alterações ocorrem aparentemente sob a influência dos estrogénios e da progesterona.

Mecanismo extracelular de ação das hormonas. Este mecanismo pode ser representado sob a forma dos seguintes processos consecutivos (p.56, Fig.Zh1): 1) interação da hormona e dos receptores específicos com a formação de um complexo hormona-recetor; 2) ativação da enzima adenilato ciclase. Esta enzima possui subunidades reguladoras e catalíticas. A subunidade reguladora está associada ao recetor da hormona. Quando a hormona actua, a subunidade reguladora é activada, o que leva a um aumento da atividade da subunidade catalítica, que se encontra na face interna da membrana; 3) síntese de AMPc (3,5 adenosina monofosfato cíclico), que se realiza devido à ativação da subunidade catalítica da adenilato ciclase; 4) ativação da proteína quinase, ou ATP-fosfotransferase (mais precisamente, proteína quinase dependente de AMPc); 5) o processo de fosforilação, que leva ao efeito fisiológico final. Por exemplo, sob a influência da ACTH, as células supra-renais produzem glucocorticóides. Existem muitas variedades de proteínas cinases, com uma proteína cinasa diferente para cada proteína. A transmissão de sinais do complexo hormona-recetor para as proteínas cinases é feita com a participação de mediadores específicos (mensageiros secundários). Atualmente, foi elucidado que esses mensageiros podem ser a) AMPc (na ação das hormonas ACTH, TTG, FSH, LH, ADH, catecolaminas com efeito beta, glucagon, paratgormona, calcitonina, secretina, tireoliberina); b) iões de cálcio (na ação das hormonas oxitocina, gastrina, colicistoquinina, angiotensina, catecolaminas de efeito alfa); c) diacilglicerol; d) mediadores secundários de natureza desconhecida (na ação das hormonas STH, prolactina, somatostatina, insulina).

Mensageiro - iões de cálcio. Sob a influência das hormonas oxitocina, ADH e gastrina, o conteúdo de iões de cálcio na célula altera-se e as proteínas quinases dependentes de iões de cálcio são activadas. O processo de ativação está associado à interação dos iões de cálcio com a proteína reguladora da célula - a calmodulina. Em condições de repouso, esta proteína encontra-se num estado inativo. Na presença de iões de cálcio, a calmodulina é activada, o que leva à ativação da proteína quinase, ocorrendo uma maior fosforilação da proteína. Assim, neste caso, a sequência dos processos de ativação celular pode ser visualizada da seguinte forma 1) formação do complexo hormona-recetor; 2) aumento do nível de cálcio na célula; 3) ativação da calmodulina; 4) ativação da proteína cinase; 5) fosforilação da proteína reguladora - aumento da atividade celular.

O mensageiro é o diacilglicerol. As membranas celulares contêm fosfolípidos, em particular fosfatidilinositol - 4,5-bifosfato. Quando uma hormona interage com um recetor, este fosfolípido rompe-se para formar diacilglicerol, que ativa ainda mais a proteína quinase, resultando na fosforilação das proteínas celulares.

Mecanismo intracelular (ação das hormonas esteróides e tiroideias). Neste caso, o mecanismo pode ser representado sob a forma dos seguintes processos sequenciais:

1) penetração da hormona no citoplasma devido à sua lipofilicidade e ao seu pequeno tamanho;

2) acoplamento da hormona com proteínas receptoras específicas (complexos glucoproteicos);

3) desintegração do complexo glucoproteico;

4) penetração do complexo hormona-recetor no núcleo;

5) o efeito da hormona na cromatina nuclear;

6) ativação do processo de transcrição (indução do ARN da matriz);

7) ativação (simultânea) da RNA polimerase e síntese do RNA ribossómico - forma-se um número adicional de ribossomas, que se ligam às membranas do retículo endoplasmático. Assim, no mecanismo intracelular, 2-3 horas após a exposição à hormona, observa-se um aumento da síntese proteica.

Regulação da secreção hormonal: 1) regulação hormonal através da produção de liberinas e estatinas no hipotálamo, que através do sistema portal da glândula pituitária do hipotálamo chegam à adenohipófise (lobo anterior) e aumentam (liberinas) ou inibem (estatinas) a produção das hormonas correspondentes. O hipotálamo produz 7 liberinas e 3 estatinas (corticoliberina, tireoliberina, foliberina, luliberina, melanoliberina, prolactoliberina, somatoliberina, somatostatina, melanostatina e prolactostatina). As hormonas da adeno-hipófise, por sua vez, provocam alterações na produção de hormonas das glândulas de secreção interna correspondentes; 2) regulação da produção hormonal pelo princípio do feedback. Por exemplo, a produção de hormonas tiroideias da glândula tiroide é regulada pela tireoliberina do hipotálamo, que afecta a adeno-hipófise, produzindo a hormona tiroideia (TTH), que aumenta a produção de hormonas tiroideias. Uma vez no sangue, as hormonas tiroideias actuam sobre o hipotálamo e a adeno-hipófise e inibem (se o nível de hormonas tiroideias for elevado) a produção de tireoliberina e de TTH; 3) regulação com a participação de estruturas do SNC: os sistemas nervosos simpático e parassimpático provocam alterações na produção hormonal. A ativação da secção simpática do SNA leva ao aumento da produção de adrenalina na camada cerebral das glândulas supra-renais, e o aumento da secção parassimpática leva ao aumento da produção de insulina. Diferentes estruturas do hipotálamo provocam alterações na produção de hormonas. As influências emocionais e mentais através das estruturas do sistema límbico, através das formações hipotalâmicas, podem afetar significativamente a atividade das células que produzem hormonas.

Destruição das hormonas (catabolismo). As hormonas são degradadas muito rapidamente nos tecidos, nomeadamente no fígado. A semi-vida de uma hormona (o tempo necessário para degradar metade da hormona disponível) varia entre alguns minutos e duas horas.

Existem vários tipos de interação entre as glândulas endócrinas: 1) interação com base no princípio da retroação positiva e negativa direta e da retroação. Por exemplo, a TTG estimula a produção de hormonas da tiroide. Quando o lobo anterior da glândula pituitária é removido, ocorre atrofia da tiroide - esta relação positiva direta. A hiperfunção da glândula tiroide inibe a formação de TTG - feedback negativo; 2) sinergismo de influências hormonais, ou ação unidirecional de diferentes hormonas. Por exemplo, a adrenalina (medula suprarrenal) e o glucagon (pâncreas) - activam a decomposição do glicogénio no fígado em glicose e provocam um aumento do açúcar no sangue; 3) Antagonismo das influências hormonais. Por exemplo, a insulina e a adrenalina causam efeitos diferentes: insulina - hipoglicemia (devido ao aumento da penetração da glicose nas células com posterior processo de sua utilização), adrenalina - hiperglicemia (devido à conversão do glicogênio hepático de reserva em glicose, que entra no sangue); 4) ação permissiva (permissiva) dos hormônios, que se expressa no fato de que o próprio hormônio não causa um efeito fisiológico, mas cria uma condição para a reação das células e tecidos à ação de outros hormônios. Por exemplo, a ação dos glucocorticóides sobre os efeitos da adrenalina. Os glucocorticóides em si não afectam o tónus vascular, mas criam condições para que mesmo concentrações sublimiares de adrenalina aumentem a tensão arterial e provoquem hiperglicemia em resultado da glucogenólise no fígado.

<h1 style="text-align:center">Aula 27.</h1>

<h2 style="text-align:center"><u>Tópico: Hormonas dos lobos posterior e intermédio da glândula pituitária. O papel da epífise. A importância do timo, da tiroide e das glândulas peritiroides.</u></h2>

Objetivo - Conhecer o papel das hormonas do lobo posterior e intermédio da hipófise, da epífise, do timo, da tiroide e das paratiróides.

Objectivos -.

(a) Descobrir o papel das hormonas do lobo posterior e intermédio da hipófise e da epífise;

b) mostrar o papel do timo nas funções imunológicas;

c) Indicar o papel das hormonas da tiroide nos processos oxidativos e na produção de calor;

d) Indicar o papel das hormonas peritiroideas na regulação do metabolismo do cálcio e do fósforo.

Conteúdo:

Kvetnoy I.M., Konovalov S.S. no livro "Magic Molecules of Health" compararam o sistema endócrino do corpo a uma orquestra que executa uma sinfonia da vida: "As células endócrinas localizadas em diferentes órgãos e produzindo diferentes hormonas constituem uma orquestra que executa uma sinfonia da vida. As células e as hormonas que produzem são os instrumentos da orquestra endócrina. São dirigidos por um maestro muito experiente e rigoroso - o hipotálamo. O seu braço direito e fiel assistente, o maestro de todas as suas ideias e aspirações - a glândula pituitária. A hipófise está ligada ao hipotálamo por um sistema de comunicação especial: fibras nervosas e vasos sanguíneos".

Epífise, ou glândula pineal. A epífise parece um pequeno cone de abeto, por isso foi chamada de glândula pineal, que nos humanos pesa 0,1 gramas e tem três a quatro mm de diâmetro. Há quatro mil anos, os iogues indianos deram um nome a esta glândula - "glândula pineal". Acreditavam que a função desta glândula era a clarividência e a reflexão sobre as encarnações anteriores do espírito. René Descartes, no século XVII, chamou a esta glândula o "recetáculo da alma". Durante muito tempo, a função da epífise não era clara. No final da década de 50 do século XX, o dermatologista americano A. Lerner chamou a atenção para um artigo dos cientistas britânicos C. McCord e F. Allen, publicado em 1917, que relatava o aclaramento da cor do corpo dos girinos ao alimentá-los com extractos de epífises. A. Lerner procurava agentes branqueadores cosméticos eficazes para o tratamento das dermatoses pigmentadas. Atraiu para o seu trabalho o famoso bioquímico americano Julius Axelrod. Graças aos esforços de bioquímicos, dermatologistas e endocrinologistas, foram processadas dezenas de milhares de glândulas pineais bovinas e foram obtidos vários gramas de uma substância com um potente efeito branqueador na pele de rã. Foi assim que se descobriu a hormona epifisária **melatonina**. D. Axelrod foi galardoado com o Prémio Nobel em 1970. Investigações posteriores mostraram que o precursor imediato da melatonina é a **serotonina**. Verificou-se que a concentração de melatonina aumenta durante a noite, o que leva a uma diminuição da concentração de serotonina, e vice-versa durante o dia. A deficiência de serotonina no tecido cerebral, mesmo que o seu nível no soro seja suficientemente elevado, é um fator patogénico no desenvolvimento da depressão. A melatonina e a serotonina têm um vasto espetro de ação: controlam o metabolismo dos pigmentos, as funções sexuais (inibem a produção de gonadoliberinas no hipotálamo, o que tem como consequência a inibição da produção de hormonas gonadotrópicas no lobo anterior da hipófise), os ritmos circadianos e sazonais, os processos de divisão e diferenciação celular, participam na formação da perceção visual das imagens e da perceção das cores, do sono e da vigília. Foi estabelecido que a concentração de melatonina no soro sanguíneo de doentes com cancro aumenta acentuadamente 1,5-2 vezes em comparação com a norma, e nas metástases diminui acentuadamente. O produto da redução da melatonina é a **adrenoglomerulotropina - esta hormona** foi descoberta por Farell (1960) - esta hormona estimulou a secreção de aldosterona em cães descerebrados, mas não teve qualquer efeito em animais intactos. Farell explicou isto pelo facto de a epífise produzir duas hormonas que afectam a composição electrolítica do sangue: **a adrenoglomerulotropina**, que estimula a produção de aldosterona e aumenta a reabsorção de iões de sódio nos túbulos do néfron e **a anticorticotropina**, que inibe a secreção de aldosterona. Os bioquímicos descobriram que a epífise produz uma outra hormona, o **fator anti-hipotalâmico, que impede que o** hipotálamo atinja o seu limiar de atividade e, por conseguinte, evita o aparecimento da velhice.

O hipotálamo é o órgão de controlo central do sistema endócrino. Os cientistas estabeleceram que a atividade do hipotálamo aumenta ao longo da vida. De acordo com as ideias modernas, os processos de envelhecimento, as doenças cardiovasculares graves relacionadas com a idade e o crescimento de tumores resultam do facto de o hipotálamo atingir um determinado limiar da sua atividade. Os núcleos supra-ótico e paraventricular do hipotálamo produzem a hormona antidiurética (ADH) e a oxitocina, que são acumuladas nos corpúsculos de Herrings acumuladores da neuro-hipófise (lobo posterior da hipófise). A partir daqui, estas hormonas entram na circulação sanguínea. A ADH actua sobre os tubos colectores do néfron e ativa a enzima hialuronidase, que decompõe o ácido hialurónico, provocando a dilatação dos poros dos tubos colectores, o que aumenta a reabsorção de água, ocorrendo oligúria e, em concentrações elevadas de ADH, pode ocorrer anúria. Por outro lado, devido à reabsorção de água, a pressão osmótica do sangue diminui, a PIC aumenta devido à parte líquida, o que leva a uma diminuição do hematócrito. Uma vez que, em concentrações elevadas, a ADH aumenta a contração das SMC vasculares, o que conduz a um aumento da pressão, a ADH é também designada por vasopressina. A oxitocina desempenha o papel de regulador da atividade uterina e participa nos processos de lactação, aumentando a secreção de leite através da ativação das células mioepiteliais. O aumento da produção de oxitocina ocorre sob a influência de impulsos dos receptores cervicais, bem como sob a influência da irritação dos mecanorreceptores dos mamilos da glândula mamária, que ocorre durante a amamentação.

A hipófise é um apêndice cerebral inferior situado na base do crânio, na parte inferior da sela turca. No homem, este órgão pesa 0,6 g. Segundo a nomenclatura moderna, a hipófise tem duas partes principais: a adeno-hipófise e a neuro-hipófise. A adeno-hipófise, ou parte glandular, está dividida em três lobos: anterior, tuberal e intermédio. O lobo posterior da neuro-hipófise está intimamente ligado ao hipotálamo. As fibras do trato hipotalâmico-pituitário, provenientes dos núcleos supra-ótico e paraventricular, terminam aí.

O lobo anterior da glândula pituitária tem uma ligação vascular estreita com o hipotálamo. O lobo anterior é a maior parte da adeno-hipófise. O lobo anterior da hipófise produz 7 hormonas trópicas, que regulam as funções das glândulas endócrinas periféricas. Estas incluem: a hormona adrenocorticotrópica (ACTH), a hormona tiroideia (TSH), a hormona luteinizante (LH), a hormona folículo-estimulante (FSH), a hormona somatotrópica (TSH), as lipotropinas e a prolactina. **A ACTH** afecta o córtex suprarrenal e aumenta a libertação de corticosteróides. A influência da glândula pituitária no córtex suprarrenal foi estabelecida pela primeira vez por Ascoli e Lignein em 1912, em experiências com cãesectomizados com pituitária. **A TTH** afecta a glândula tiroide e aumenta a libertação de tiroxina. As propriedades biológicas da TTH consistem em provocar alterações na morfologia e na função da glândula tiroide - aumento do seu tamanho e do fluxo sanguíneo, aumento da acumulação de iodo, ativação da biossíntese da hormona tiroide e libertação de hormonas tiróideas na corrente sanguínea. A capacidade da hipófise para influenciar a função das glândulas sexuais foi estabelecida por Aschner em 1912. Em experiências com cães hipofisectomizados, observou-se uma atrofia das glândulas sexuais e dos caracteres sexuais secundários. Descobriu-se que existem duas origens gonadotrópicas na hipófise, a **hormona folículo-estimulante (FSH) e a hormona luteinizante (LH). A LH** actua sobre o corpo lúteo e aumenta a produção de progesterona. O aumento da concentração de LH no sangue promove o processo de ovulação. Sob a sua influência, a parede do folículo rompe-se e, no lugar do folículo rompido, forma-se um corpo lúteo funcionalmente ativo. A LH também tem um efeito estimulante no tecido intersticial dos ovários e dos testículos. A LH estimula a formação de estrogénios na mulher e de androgénios no homem. Na mulher, **a FSH actua** nos ovários, acelerando o crescimento e o desenvolvimento dos ovócitos, e no homem actua nos testículos, acelerando o crescimento e o desenvolvimento dos espermatozóides. Para que estes efeitos da FSH ocorram, têm de estar presentes pequenas quantidades de LH ou estrogénio nos ovários e de testosterona nos testículos. **A prolactina, ou hormona luteotrópica (LTP),** estimula o crescimento da glândula mamária e promove a formação de leite. Esta hormona estimula a síntese de proteínas, lactoalbumina, gorduras e hidratos de carbono no leite. A prolactina também estimula a formação do corpo lúteo e a sua produção de progesterona. Esta hormona estimula a formação do leite, aumentando a síntese das proteínas do leite, tem um efeito antigonadotrópico - inibe a produção e a libertação de FSH e LH. A STH afecta o fígado e formam-se somatomedinas, que actuam nos órgãos e tecidos, aumentando a síntese proteica, promovendo o crescimento e o desenvolvimento dos tecidos. A altura humana aumenta antes dos 25 anos e mantém-se constante até aos 60 anos, diminuindo 2-3 cm até aos 70 anos. Segundo a OMS, a altura média das mulheres é de 160 cm e a dos homens de 170 cm. Valores inferiores a 145 cm e superiores a 195 cm são considerados patologia e estão associados a uma violação da síntese da hormona do crescimento - STH. A primeira suposição sobre a presença da hormona do crescimento na glândula pituitária foi feita em 1921 pelos cientistas americanos H. Evans e G. Long. Em 1964-1968, o cientista S. Lee conseguiu isolar a STH sob a forma de uma preparação purificada, processando 200 mil glândulas pituitárias bovinas. A hipofunção da glândula pituitária conduz ao nanismo, uma doença hereditária. Os bebés têm uma baixa estatura à nascença (20 a 38 cm, com um peso de 500-1500 gramas). Esta patologia chama-se nanismo hipofisário (da palavra grega nanos - anão), na vida estas pessoas são chamadas anãs. Conservaram todas as proporções do corpo e, no futuro, o seu desenvolvimento processa-se normalmente. O aumento do crescimento humano pode ser duplo e depende da idade em que ocorre a hiperfunção da hipófise. Se for observada uma hiperfunção da hipófise no organismo de uma criança, ocorre gigantismo - há um aumento proporcional em todas as partes do corpo. As pessoas-gigantes atingem uma altura de 2,5 metros. A sua esperança de vida é inversamente proporcional ao tamanho do seu corpo. As pessoas com mais de 230 cm raramente vivem mais de 35 anos. Se ocorrer uma hiperfunção da hipófise na idade adulta, surge a acromegalia (do grego akron - membro, megas - grande). Na idade adulta, as cartilagens epifisárias (que brotam) dos ossos já estão fechadas e, por isso, o comprimento do esqueleto não se altera. O aumento de peso corporal deve-se apenas aos tecidos moles: músculos, fibras gordas, pele. Esta patologia foi descrita pela primeira vez pelo médico francês P. Marie em 1896, descrevendo nas suas palavras um doente "terrível": obesidade geral, a cabeça aumenta de tamanho, os traços faciais são grosseiros, o nariz é alargado, os lábios são espessos, o rosto está inchado, os olhos "saem" das órbitas, a língua não cabe na boca, os membros (especialmente as mãos) são alargados, os dedos têm uma forma caraterística de salsicha.

As lipotropinas promovem a mobilização de gordura dos depósitos de gordura e induzem a lipólise com um aumento dos ácidos gordos não esterificados no sangue.

Lóbulo intermédio da hipófise - aqui é produzida a hormona melanocitoestimulante, que regula as alterações da coloração da pele. Esta hormona foi inicialmente designada por intermedina por Tsondek, depois Lerner propôs o termo hormona melanocitoestimulante (MSH) porque esta hormona afecta os melanócitos da pele. Um aumento da concentração de MSH provoca um aumento da melatonina livre na epiderme que envolve os melanócitos. Assim, a MSH estimula a dispersão e a síntese de melatonina na pele humana. Quando existe uma concentração elevada de MSH no sangue, a pele torna-se bronzeada (doença de Adison). A regulação da produção de MSH é mediada através do hipotálamo pela melanostatina, que inibe a produção de MSH.

O lobo posterior da hipófise, ou neuro-hipófise, produz duas hormonas: a vasopressina ou hormona antidiurética (ADH) e a oxitocina. A oxitocina pura foi obtida pela primeira vez a partir da neuro-hipófise em 1949 (Livermore, du Vigneaud). A vasopressina aumenta a atividade das SMC vasculares, causando vasoconstrição. A vasopressina também actua no tubo coletor do néfron, aumentando a atividade da enzima hialuronidase no mesmo. Esta enzima decompõe o ácido hialurónico na parede do tubo coletor e dilata os poros, o que resulta num aumento da reabsorção de água e numa diminuição da diurese, daí o segundo nome da vasopressina, ADH. O aumento da reabsorção de água através do mecanismo de contracorrente rotativo aumenta a reabsorção de iões de sódio. Assim, a vasopressina está envolvida no metabolismo da água e do sal. A ocitocina aumenta a contração do útero (envolvida na regulação do parto) e a musculatura dos alvéolos da glândula mamária, aumentando a secreção de leite.

O timo, ou glândula timo **(os arcos superiores desta glândula têm a forma de uma forquilha) -** pesa em média 10-15 g (0,5% do peso), o máximo atinge-se aos 11-15 anos (30-40 g), e com o início da puberdade o timo começa a atrofiar lentamente, aos 40 anos atinge um peso de 3 g (0,005% do peso), ou seja, com a idade o peso do timo diminui 100 vezes. A hormona da glândula timo, a timosina, foi isolada em 1968 por Goldstein et al. Esta hormona estimula a proliferação de linfócitos. Após a remoção da glândula timo nos animais, verifica-se uma diminuição do número de linfócitos no sangue, nos gânglios linfáticos e no baço. O papel da glândula timo na eritropoiese é conhecido. Sabe-se que os timomas são acompanhados de uma anemia aplástica (ausência de reticulócitos no sangue periférico e de eritroblastos na medula óssea). Em 1961, surge o artigo de Miller "The Immunological Function of the Thymus", no qual ele demonstra que o timo é o principal órgão da imunidade. Os linfócitos surgem no timo durante o período de recém-nascido. Miller descobriu que, quando o timo é removido de ratos recém-nascidos, ocorre uma patologia descrita como síndrome de definhamento (do inglês wasting - exhaustion): atraso no crescimento, calvície, distúrbios intestinais, "afinamento" do sangue devido à redução de eritrócitos, leucócitos e trombócitos, ocorrem graves distúrbios imunológicos. Ao mesmo tempo, qualquer infeção pode ser fatal. Segundo Burnet (1964), a diferenciação dos linfócitos (linfócitos T) para funções imunológicas específicas tem lugar no timo. Das muitas substâncias biologicamente activas (21), três hormonas foram as mais estudadas: a timosina, a timina e a T-activina. A timosina estimula o desenvolvimento dos linfócitos. A timina actua no tecido muscular. Produz anticorpos que interagem com a estrutura H-colinoreactiva do músculo e a acetilcolina não actua na membrana pós-sináptica, o que inibe a transmissão neuromuscular, causando atrofia muscular - ocorre miastenia gravis, que se manifesta por fraqueza muscular e fadiga muscular rápida, observada na hiperfunção da glândula timo. Estes sintomas desaparecem após a timectomia. A T-activina tem as mesmas propriedades que a timina, mas é 6 a 9 vezes mais ativa. No Instituto de Biorregulação e Gerontologia de São Petersburgo, sob a direção de V. Kh Khavinson, foi criada uma preparação de timo, o timogénio, com base na qual foi sintetizado o vilon, que tem propriedades geroprotectoras: retarda o envelhecimento das células, tecidos e órgãos e prolonga a vida de animais experimentais. Os estudos dos vários aspectos da atividade do timo tornaram-se tão vastos que o termo "timologia" - a ciência do timo - apareceu na literatura.

Glândula tiroide - produz hormonas tiróideas no sangue: aminoácidos contendo iodo, tiroxina e triiodotirosina, que influenciam as funções básicas do corpo - crescimento, desenvolvimento e metabolismo. A principal hormona da tiroide é a tiroxina, que constitui ¾ de todo o iodo no sangue. A triiodotirosina encontra-se na circulação em pequenas quantidades. Sob a influência das hormonas da tiroide, o crescimento, a absorção de oxigénio, vários aspectos do metabolismo e a atividade de sistemas enzimáticos individuais são alterados. Verificou-se que a remoção da glândula tiroide nos animais e o hipotiroidismo nos seres humanos leva a um atraso no crescimento e desenvolvimento do organismo. As hormonas da tiroide aumentam os processos de absorção de oxigénio e de formação de calor. Isto deve-se ao facto de a hiperfunção da glândula tiroide aumentar drasticamente o metabolismo básico, excedendo o nível de metabolismo básico adequado sobre o real. O papel da glândula tiroide na regulação do metabolismo da água no corpo é conhecido. Assim, observa-se poliúria em doentes com hipertiroidismo e oligúria em doentes com hipotiroidismo. As hormonas da tiroide afectam o metabolismo do azoto (sob a ação da tiroxina, em pessoas saudáveis, há um balanço negativo de azoto), o que é confirmado por um aumento da excreção de azoto na urina. As hormonas da tiroide têm um efeito significativo em todas as fases de transformação dos hidratos de carbono no organismo, aceleram a absorção da glicose no trato gastrointestinal, participam na regulação dos níveis de açúcar no sangue, intervindo nos processos de degradação da glicose, síntese de glicogénio no fígado. As hormonas tiroideias actuam no metabolismo dos lípidos: a hipofunção da tiroide é sempre acompanhada por um aumento do colesterol no sangue, das gorduras neutras e dos fosfolípidos. O mecanismo de ação das hormonas tiroideias está associado à sua ação direta no metabolismo das substâncias e da energia nas mitocôndrias. Além disso, as hormonas da tiroide estimulam a biossíntese de proteínas e de ADN. Assim, estas hormonas actuam em dois alvos na célula: um ao nível do núcleo e outro ao nível das mitocôndrias. Quando a ingestão de iodo é reduzida, instala-se o hipotiroidismo. Na doença basal (devida à hiperfunção da tiroide), há perda de peso, sudação profusa, diarreia, sem infiltração cutânea. Se houver hipofunção da glândula tiroide na infância, há um atraso no crescimento, violação das proporções corporais, desenvolvimento sexual e mental - tal condição patológica é chamada de cretinismo. Nos adultos, a hipofunção da tiroide leva a uma condição patológica - mixedema, ou doença de Shimomoto. Nestes doentes, ocorre um aumento do peso corporal devido a um aumento da quantidade de fluido tecidular e inchaço da face. Estes processos estão associados à acumulação de albumina no líquido tecidular, o que resulta num aumento da pressão oncótica do líquido tecidular. O hipertiroidismo raramente se deve a um excesso de iodo, uma vez que este é bem excretado pelos rins. A causa do hipertiroidismo é uma patologia da glândula pituitária, que é acompanhada por um aumento da produção de TTG, que acelera a síntese de tiroxina na glândula tiroide. A causa mais frequente é uma predisposição hereditária ou um tumor.

As glândulas peritiroides, ou glândulas paratiroides, foram descritas pela primeira vez como entidades separadas por Sandstrom em 1880. McCallum e Fetlin, em 1908, observaram que a tetania após a remoção das glândulas paratiróides estava associada a um metabolismo deficiente do cálcio. Normalmente, são observadas quatro glândulas paratiróides, pesando 0,3 gramas no total. Produzem duas hormonas: a paratormona e a calcitonina. Sendo antagonistas, regulam o metabolismo do fósforo e do cálcio. A paratormona aumenta os níveis de cálcio no sangue e diminui as concentrações de fósforo. A calcitonina tem o efeito oposto: diminui o cálcio e aumenta a acumulação de fósforo. Podem ocorrer tumores na glândula paratiroide - adenoma da paratiroide. O tumor é constituído por células que produzem calcitonina. Esta doença foi descrita pela primeira vez pelo patologista alemão F. Recklinghausen em 1891. A doença de Recklinghausen é uma doença óssea sistémica baseada em perturbações do metabolismo do cálcio e do fósforo devido à hiperfunção das glândulas paratiróides associada a adenoma ou hiperplasia destas glândulas e caracteriza-se pelo empobrecimento do tecido ósseo em sais de cálcio (decalcinose esquelética) devido à lixiviação de cálcio dos ossos e ao aumento da excreção de cálcio pela urina. Os ossos tornam-se primeiro flexíveis e depois quebradiços. Podem ocorrer fracturas múltiplas espontâneas dos ossos (membros, costelas e vértebras). Nas fases iniciais da doença, a mobilidade das articulações aumenta drasticamente, os doentes podem assumir posturas não naturais (colocar as pernas atrás da cabeça, torcer-se em espiral). À medida que a doença progride, surgem deformações esqueléticas desfigurantes, perda de dentes e cálculos renais.

Aula 28.

Tópico: Função endócrina do pâncreas, glândulas supra-renais e glândulas sexuais. Função endócrina da placenta. O ciclo menstrual feminino.

Conhecer as principais influências das hormonas pancreáticas, supra-renais, das glândulas sexuais e da placenta.

Objectivos -.

(a) Indique o papel das hormonas pancreáticas na regulação do metabolismo;

b) revelar o papel das hormonas do córtex suprarrenal (mineralocorticóides, glucocorticóides, hormonas sexuais) e da matéria cerebral (adrenalina e noradrenalina) nos processos de adaptação do organismo;

c) Indicar o papel das hormonas sexuais masculinas e femininas na formação do sexo e na regulação da reprodução;

d) apresentar as características da função das glândulas sexuais durante o ciclo menstrual feminino.

Conteúdo:

A parte endócrina do pâncreas é representada por grupos de células de cor clara situadas entre o tecido exócrino e denominadas **ilhéus de Langerhans.** Atualmente, distinguem-se três tipos de células: alfa, beta e delta. Na maioria dos mamíferos, o número de células beta é 3-4 vezes superior ao das células alfa. As células delta representam cerca de 5% da massa total dos ilhéus de Langerhans, produzem somatostatina e regulam a atividade das células alfa. **A insulina.** Bunting e Best isolaram em 1922 um extrato do pâncreas que eliminava a hiperglicemia e a glicosúria. Em 1925, Abel obteve a partir deste extrato a insulina cristalina, que é uma proteína de pequeno peso molecular. A insulina é formada pelas células beta. Pouco depois da introdução da insulina na prática clínica, verificou-se que, após as suas injecções intravenosas, a ação hipoglicemiante caraterística era precedida de uma breve hiperglicemia. Posteriormente, soube-se que a hiperglicemia era induzida por uma outra substância contida no extrato pancreático. Murlin et al. (1923) deram a esta substância o nome de **glucagon, ou mobilizador de açúcar.** Staub et al. obtiveram uma preparação cristalina pura de glucagon em 1953. O glucagon é formado nas células alfa dos ilhéus de Langerhans. O principal efeito fisiológico do glucagon consiste em aumentar os níveis de glicose no sangue através do aumento da glicogenólise no fígado. O efeito hiperglicémico pode dever-se à estimulação da secreção de adrenalina, que também aumenta a degradação do glicogénio no fígado. Além disso, o glucagon estimula ativamente a gluconeogénese. Tem um efeito lipolítico.

Glândulas supra-renais - a primeira descrição das glândulas supra-renais foi feita em 1563 por Bartholomew Eustachius. Há uma suposição de que Leonardo da Vinci descreveu as glândulas supra-renais em 1510. A função das glândulas supra-renais foi discutida por Addison em 1856, quando fez a primeira tentativa de relacionar os sintomas clínicos da doença, que se acompanhava de uma fraqueza acentuada, de uma magreza, de uma coloração bronzeada da pele, com uma perturbação das glândulas supra-renais. O peso das glândulas supra-renais nos seres humanos é de 4 a 14 gramas. - Os homens são 30 por cento maiores do que as mulheres. Entre 1933 e 1953, a corticosterona, a dehidrocorticosterona, a hidrocortisona, a desoxicorticosterona e o mineralocorticóide mais potente, a aldosterona, foram isolados de extractos de supra-renais sob forma cristalina. Entre 1937 e 1944, foram sintetizados a desoxicorticosterona e a corticosterona e em 1950. - A síntese da hidrocortisona. O mineralocorticóide mais ativo é a aldosterona, que provoca a retenção de iões sódio e cloro no organismo e o aumento da excreção de potássio, hidrogénio, amónio, cálcio e magnésio. **Substância** medular da **suprarrenal** (substância medular, tecido suprarrenal) - está localizada no centro da glândula e constitui a sua parte mais pequena. Pela primeira vez, o papel das hormonas da camada medular da suprarrenal é evidenciado pelos trabalhos de Oliver e Schiffer, realizados em 1894, que descobriram que os extractos deste tecido introduzidos no sangue aumentam a pressão arterial. Em 1901, Aldrich e, independentemente dele, Takamine isolaram do tecido suprarrenal a substância ativa, a que chamaram epinefrina ou adrenalina. Mais tarde, Euler descobriu a noradrenalina na camada medular da glândula suprarrenal, que difere da adrenalina pela ausência de um grupo metilo. De seguida, foi descoberta a dopamina. Todas as hormonas da camada cerebral da glândula suprarrenal são derivados da pirocatecina - são chamadas catecolaminas. Descobriu-se que a adrenalina e a noradrenalina têm inúmeros efeitos como o sistema nervoso simpático: ativação da atividade cardíaca, aumento do tónus vascular, relaxamento dos músculos lisos dos brônquios, etc. As catecolaminas têm um efeito sobre a CCC. A adrenalina afecta eficazmente o metabolismo dos hidratos de carbono: provoca hiperglicemia, reduz o teor de glicogénio no fígado e nos músculos esqueléticos, promove a acumulação de ácido lático, ativa a fosforilase. O mecanismo da hiperglicemia é que a adrenalina acelera a degradação do glicogénio, por um lado, e deprime a síntese, por outro. Além disso, as catecolaminas reduzem a captação de glicose pelos tecidos e deprimem a atividade da hexoquinase. A adrenalina e a noradrenalina têm um efeito pronunciado no metabolismo das gorduras. Verifica-se uma mobilização significativa de ácidos gordos e um aumento do seu conteúdo no sangue. Sob a influência das catecolaminas, a lipase do tecido adiposo é activada e a oxidação dos ácidos gordos aumenta. As catecolaminas participam na ativação da termogénese.

Córtex suprarrenal - o córtex suprarrenal tem três zonas: a zona externa - a zona tubular, a zona média - a zona do feixe e a zona interna - a zona reticular. Os mineralocorticóides são produzidos na zona tubular, os glucocorticóides são produzidos na zona do feixe e as hormonas sexuais, principalmente os androgénios, são produzidas na zona reticular. O principal representante dos **mineralocorticóides é a aldosterona**, que actua no túbulo rectal ascendente e aumenta a reabsorção de iões de sódio, depois, através do sistema de contracorrente pivotante, aumenta a reabsorção de água. O mecanismo de reabsorção ativa de iões de sódio está associado ao processo oposto de remoção de iões de potássio do sangue para a urina terminal. O aumento da produção de aldosterona deve-se à angiotensina-II. O segundo mecanismo de regulação da produção de aldosterona é a hormona do lobo anterior da glândula pituitária ACTH, mas neste caso a libertação de aldosterona é muito menor. O terceiro mecanismo é através do efeito direto do sódio e do potássio nas células produtoras de aldosterona. Entre os vários **glucocorticóides, os** mais importantes são **o cortisol, a cortisona e a corticosterona.** O cortisol tem o efeito fisiológico mais forte. Os glucocorticóides provocam: 1) aumento do teor de glicose no sangue devido à ativação da gluconeogénese: formação de glicose a partir de aminoácidos e ácidos gordos; 2) ativação da lipólise. Assim, os glucocorticóides contribuem para a mobilização dos recursos energéticos do organismo. Além disso, os glucocorticóides deprimem todos os componentes da resposta inflamatória e reduzem drasticamente o número de linfócitos. Os glucocorticóides aumentam a sensibilidade dos músculos lisos vasculares às catecolaminas. Em concentrações baixas, os glucocorticóides provocam um aumento da diurese - através do aumento da taxa de filtração glomerular e da inibição da libertação de ADH. Em concentrações elevadas, os glucocorticóides comportam-se como a aldosterona. Os glucocorticóides aumentam a secreção de ácido clorídrico e de pepsina.

A libertação de glucocorticóides é regulada pela **corticoliberina e pela ACTH.** A corticoliberina é formada no hipotálamo e actua no lobo anterior da hipófise, aumentando a libertação de ACTH, que actua na zona do feixe do córtex suprarrenal e aumenta a libertação de glucocorticóides. A hipofunção do córtex suprarrenal manifesta-se por uma diminuição do teor de hormonas corticóides e é designada por doença de Addison (bronze). Neste caso, verifica-se adinamia, diminuição da CCA, hipotensão arterial, hipoglicémia, aumento da pigmentação da pele, diarreia. Os tumores da suprarrenal podem causar hiperfunção do córtex suprarrenal com aumento dos glucocorticóides - hipercorticismo ou síndrome de Icenko-Cushing. **As hormonas sexuais** desempenham um papel importante apenas durante a infância. Estas hormonas contribuem para o desenvolvimento das características sexuais secundárias. A ACTH estimula a síntese e a secreção de androgénios. Na ausência de uma enzima envolvida na formação do cortisol, a síntese de ACTH aumenta, levando a um aumento da concentração de androgénios - síndrome adrenogenital: desenvolvimento feminino no tipo masculino.

Sistema renina-angiotensina. Este sistema inclui a renina, o angiotensinogénio, a angiotensina-I, a angiotensina-II e a angiotensina-III. Este sistema contribui para a autorregulação da homeostase do ambiente interno, normalizando a quantidade de fluidos, iões de sódio e pressão arterial. O angiotensinogénio é uma proteína (alfa-2 globulina) que é sintetizada no fígado. A enzima renina é sintetizada nos rins e facilita a conversão do angiotensinogénio em angiotensina-I, clivando a cadeia de aminoácidos que dá origem a um decapeptídeo (de 10 aminoácidos). Sob a influência de outra enzima - a carboxidipeptidil peptidase (enzima conversora), a partir da angiotensina-I (decapeptídeo), são clivados mais dois aminoácidos e forma-se um octapeptídeo (de 8 aminoácidos) - a angiotensina-II - um dos potentes vasoconstritores. Esta substância tem os seguintes mecanismos de ação 1) ativa as SMC vasculares, provocando vasoconstrição (vasoconstrição) e aumento da pressão arterial; 2) ativa a produção de aldosterona, contribuindo para o aumento da reabsorção de iões de sódio, que através de um mecanismo de turn-over-contra-corrente aumenta a reabsorção de água; 3) aumenta a produção de vasopressina (hormona antidiurética - ADH), que, por um lado, provoca a ativação das SMC vasculares e a vasoconstrição e, por outro lado, a ADH aumenta a reabsorção de água nos tubos colectores. Assim, a angiotensina-II contribui para o aumento da PA através do aumento da resistência (devido à vasoconstrição) e da velocidade do volume (volume de líquido que flui nos vasos) através do aumento da reabsorção de água. A renina é produzida nas células justaglomerulares que circundam o túbulo renal que traz a arteríola. A renina é produzida pelos seguintes mecanismos 1) quando a pressão sanguínea na arteríola porta diminui; 2) através do nervo simpático do SNA, com a norepinefrina interagindo com a substância beta-1 adrenérgica dessas células; e 3) quando os níveis sanguíneos de iões de sódio diminuem, a produção de renina aumenta. Acredita-se que a partir da angiotensina-II, por clivagem da arginina, forma-se um septapeptídeo (de 7 aminoácidos) - a angiotensina-III - que tem maior afinidade pelos receptores do córtex adrenal.

Sistema calicreína-cinina. Para além da ativação do angiotensinogénio, as alfa-2 globulinas são um fator humoral na regulação das cininas (péptidos), entre as quais se destacam a bradicinina (de 9 aminoácidos) e a lisilbradicinina ou calidina (de 10 aminoácidos). A cliquinina tecidual e plasmática, que se encontra num estado inativo, a pré-calicreína, participa na formação da bradicinina. A plasmina está envolvida na ativação da pré-calicreína. A bradicinina é formada da seguinte forma: sob a influência da enzima calicreína tecidular (cininogenase), a calidina alfa-2 globulina plasmática é separada da qual, sob a influência da calicreína plasmática, o aminoácido arginina é separado e a bradicinina é formada. A bradicinina é um antagonista da anti-hiotensina porque relaxa as SMC, ou seja, é um vasodilatador - um dos vasodilatadores mais fortes. Além disso, a bradicinina aumenta a permeabilidade capilar e provoca a saída de líquido do vaso (ocorre edema). Em condições normais, a bradicinina é formada em grandes quantidades nas glândulas sudoríparas e salivares, o que contribui para a expansão dos vasos sanguíneos e para o aumento da produção de fluidos, o que é importante para o suor e a salivação. Sob a influência da cininase, a bradicinina é inactivada.

As gónadas - testículos (testis) e ovários (ovarium) - são órgãos que produzem espermatozóides e óvulos. Inseparavelmente ligada a esta função gametogénica das gónadas está a sua atividade hormonal, pelo que os testículos e os ovários são considerados glândulas endócrinas. O principal papel das hormonas sexuais é assegurar o curso normal da função de reprodução. As hormonas sexuais afectam a maturação dos gâmetas, provocam alterações estruturais e bioquímicas nos órgãos da esfera sexual, destinadas a preservar a viabilidade, a ativação e o transporte dos gâmetas no trato genital, criam condições para a fertilização do óvulo e a sua implantação no útero. As hormonas das glândulas sexuais durante os períodos correspondentes ao aparecimento do óvulo maduro afectam o hipotálamo e provocam alterações no comportamento sexual. O papel das glândulas sexuais nos órgãos genitais foi estabelecido pela primeira vez por A. Berthold em 1849, quando transplantou os testículos de um galo para um capão. Estudos posteriores estabeleceram que a remoção das glândulas sexuais em animais machos e fêmeas causava atrofia do pénis, da próstata, cessação da produção de esperma e involução da vieira nos galos. Nas fêmeas, a ovariectomia provocava a atrofia do útero, da vagina e das glândulas mamárias, e a implantação das gónadas restabelecia a estrutura destes órgãos. As primeiras preparações de hormonas puras foram isoladas da urina. Em 1934-1938, o estradiol e a testosterona foram isolados a partir de extractos das glândulas sexuais e eram muito mais activos do que os seus metabolitos urinários. As hormonas das glândulas sexuais dividem-se em hormonas esteróides e hormonas peptídicas, de acordo com a sua estrutura química.

Hormonas peptídicas. Relaxina - é formada pelas células do corpo lúteo, provoca o relaxamento dos ligamentos da articulação do peito, reduz o tónus uterino e a sua contratilidade. Este efeito é reforçado no contexto do aumento da concentração de estrogénio. **Inibina** - produzida pelas células dos túbulos seminais dos testículos. Na presença desta hormona, reduz a produção de FSH no lobo anterior da glândula pituitária. A inibina também se encontra no líquido folicular dos ovários.

Hormonas esteróides. Estas hormonas são produzidas pelas glândulas sexuais. As hormonas sexuais masculinas (androgénios) são produzidas nos testículos e asseguram a androgenização do organismo. As hormonas sexuais femininas (estrogénios e progesteronas) são produzidas nos ovários e no corpo lúteo e asseguram a feminização do organismo. É de notar que os androgénios são produzidos em pequenas quantidades nos ovários e os estrogénios nos testículos.

Estrogénios - a sua síntese é realizada nos folículos ováricos, a sua ação específica visa o desenvolvimento dos órgãos da esfera genital feminina, são necessários para o desenvolvimento normal dos folículos, reforçam o efeito da FSH nos ovários. Os estrogénios mantêm a viabilidade dos ovócitos. Nas glândulas mamárias, os estrogénios provocam a proliferação, ocorrendo principalmente o crescimento dos ductos. Para que os estrogénios actuem nas glândulas mamárias, é necessária a hormona FSH. **A progesterona** é uma hormona que preserva a gravidez e é produzida no corpo lúteo do ovário, que se desenvolve no lugar de um folículo rompido. A progesterona promove o desenvolvimento das glândulas endometriais - as glândulas segregam grandes quantidades de secreções contendo glicogénio, mucoproteínas, sais, que servem de ambiente nutritivo para o zigoto antes da formação da placenta. Sob a influência da progesterona, há um maior desenvolvimento dos vasos sanguíneos do endométrio. A progesterona tem um efeito oposto ao dos estrogénios no miométrio: há um relaxamento das fibras musculares, o que contribui para o seu alongamento à medida que a gravidez avança, reduz a excitabilidade do miométrio e enfraquece o efeito da oxitocina. A progesterona estimula o desenvolvimento dos alvéolos da glândula mamária após a ação preliminar dos estrogénios. A progesterona inibe o início da lactogénese através da inibição da libertação de prolactina pela hipófise. O efeito da progesterona no hipotálamo é acompanhado por um aumento da temperatura corporal.

Placenta. A placenta fornece nutrição para o feto e é uma glândula endócrina temporária do organismo durante a gravidez. As hormonas placentárias determinam o tónus do músculo liso do útero, servem para preservar a gravidez, proporcionam os processos de mamogénese. As hormonas proteicas da placenta incluem: a gonadotropina coriónica (CG) e a hormona lactogénica placentária (PLH). A secreção máxima de hCG é observada às 7-12 semanas de gravidez e depois diminui. Esta hormona estimula a síntese de progesterona no corpo lúteo durante as fases iniciais da gravidez. A CH tem atividade folículo-estimulante, provocando a maturação dos folículos e a síntese de estrogénio nos mesmos. A PLG é um análogo da STG hipofisária em muitas propriedades e contribui para o reforço da sua ação. A produção de PLH é insignificante no início da gravidez e aumenta progressivamente em direção ao final da gravidez. A PLH aumenta a síntese proteica no corpo materno. As hormonas esteróides (pregnenolona e progesterona) são sintetizadas a partir do colesterol por sistemas enzimáticos activos na placenta. Durante a gravidez, a quantidade de progesterona aumenta drasticamente. A produção de progesterona até às 4-6 semanas de gravidez é realizada pelo corpo lúteo, mas a partir das 5-7 semanas a placenta está ativamente envolvida neste processo. Durante a gravidez, a secreção de progesterona aumenta 10 vezes.

O ciclo menstrual assegura a integração de vários processos necessários à função reprodutiva: maturação dos ovócitos e ovulação, preparação periódica do endométrio para a implantação de um óvulo fecundado. É feita uma distinção entre o ciclo ovárico e o ciclo uterino. Em média, o ciclo menstrual dura 28 dias (são possíveis variações de 21 dias a 32 dias). O ciclo ovárico é composto por três fases: 1) folicular (do 1º ao 14º dia do ciclo). Nesta fase, predomina a quantidade de estrogénio, com a concentração máxima a atingir 1 dia antes da ovulação; 2) fase ovulatória (dia 13 do ciclo). Nesta fase, aumenta a concentração da hormona lutinizante, cuja concentração máxima é atingida durante a ovulação; 3) fase lútea (do 15º ao 28º dia). Nesta fase, predomina a concentração de progesterona. O ciclo uterino é composto por 4 fases: 1) descamação (duração de 3-5 dias); 2) regeneração (até ao 5º-6º dia do ciclo); 3) proliferação (até ao 14º dia) - proporcionada pelo estrogénio, nesta fase há um espessamento da mucosa endometrial e desenvolvimento das suas glândulas; 4) secreção (do 15º ao 28º dia) - proporcionada pela concentração crescente de progesterona. Nos primeiros dias do ciclo menstrual, sob a influência da FSH, ocorre a maturação dos folículos, o que leva a um aumento da concentração de estrogénios. O aumento da concentração de estrogénios é também influenciado pela hormona luteinizante. A meio do ciclo, a concentração de LH aumenta acentuadamente, o que conduz à ovulação. Após a ovulação, a concentração de progesterona aumenta acentuadamente e, por retroação, inibe a secreção de FSH e LH, o que impede a maturação de um novo folículo. Ocorre a degeneração do corpo lúteo. Os níveis de estrogénio e progesterona diminuem.

Androgénios. O mais ativo deles é a testosterona. Outros androgénios - androstenediona, androsterona - têm 6-10 vezes menos atividade, e androgénios como a dihidroepiandrosmterona, epitestosterona - 25-50 vezes menos atividade. O papel das testosteronas durante o período fetal (da 12ª à 23ª semana) é na diferenciação sexual do organismo. Durante este período, os testículos do feto segregam testosterona de forma intensa, assegurando a diferenciação sexual do hipotálamo, bem como a formação dos órgãos genitais internos e externos de acordo com o tipo masculino, o que promove a formação do sexo genotípico em sexo fenotípico. O papel fisiológico dos androgénios no corpo masculino consiste em estimular certas fases da espermatogénese e o desenvolvimento de características sexuais secundárias. Os androgénios alargam a laringe e aumentam a espessura das cordas vocais, o que resulta numa voz baixa. Os androgénios têm um poderoso efeito anabólico, que está associado à estimulação da síntese proteica, devido à qual o músculo se desenvolve. Durante a puberdade, o efeito anabólico dos androgénios leva a um aumento do crescimento (surto de crescimento pubertário) e, em seguida, os androgénios provocam o fecho das cartilagens epifisárias e, por fim, o crescimento cessa. No corpo feminino, o papel dos androgénios é a necessidade de síntese proteica nos órgãos do sistema reprodutor. Com a ação prolongada de uma quantidade aumentada de androgénios no corpo feminino, ocorre a degeneração das glândulas mamárias e das características sexuais secundárias femininas com o desenvolvimento da masculinização (crescimento de pêlos do tipo masculino, engrossamento da voz, desenvolvimento da musculatura). Ao actuarem sobre os centros pré-ópticos do hipotálamo, os androgénios provocam o aparecimento de comportamentos sexuais masculinos e o desenvolvimento da agressividade; nas mulheres, este papel é desempenhado pelos estrogénios. A produção máxima de androgénios pelas glândulas sexuais nos homens é observada entre os 25 e os 35 anos de idade. Na maioria dos homens, os níveis elevados de testosterona são mantidos até aos 60-70 anos, depois diminuem acentuadamente e, aos 80 anos, o nível de testosterona no sangue é muito baixo. A regulação da síntese de testosterona é efectuada através da LH. A testosterona estimula a eritropoiese, o que explica o maior teor de glóbulos vermelhos nos homens do que nas mulheres.

Aula 29.

Tópico: Fisiologia privada do SNC. Funções da medula espinal.

O objetivo é conhecer as funções das diferentes partes da medula espinal.

Objectivos -.

(a) Revele a caraterística funcional dos neurónios nos cornos posterior, anterior e lateral da medula espinal;

b) Indicar as características dos reflexos fásicos, tónicos e autonómicos;

c) Lei de Bell-Majandie;

d) a função condutora da medula espinal.

Conteúdo:

A medula espinal está localizada no canal espinal e tem duas funções principais: 1) reflexa e 2) condutora. Todos os reflexos da medula espinhal podem ser divididos em: 1) somáticos (tónicos e fásicos) e 2) autonómicos. Em 1811, Bellah, ao destruir as raízes anteriores da medula espinal dos segmentos lombares, observou a perda da função motora dos membros posteriores. Em 1822, Majandi, destruindo as raízes posteriores da medula espinal dos segmentos lombares, observou a perda de sensibilidade da pele dos membros inferiores. Assim, nas raízes posteriores passam fibras nervosas centrípetas sensitivas dos receptores da pele (dor, temperatura, tato e pressão), dos músculos, dos tendões, das articulações (sistema propriocetivo) e dos receptores dos órgãos internos (sistema autonómico); nas raízes anteriores passam fibras nervosas centrífugas motoras dos neurónios para os músculos. Esta particularidade da função das raízes posteriores e anteriores da medula espinal reflecte-se na lei de Bell-Majandie.

Os motoneurónios alfa e gama nos cornos anteriores da medula espinal estão envolvidos nos reflexos somáticos. Os axónios destes neurónios terminam nos músculos extrafusais (motoneurónios alfa) e intrafusais (motoneurónios gama). Os reflexos fásicos incluem todos os reflexos antagónicos (flexão-extensão, abdução-adução, etc.). Estes reflexos realizam-se por fases: os músculos contraem-se rapidamente e relaxam rapidamente. Regra geral, os músculos brancos (músculos de tipo I) estão envolvidos nestes reflexos. Os reflexos tónicos são contracções musculares prolongadas (Fig.). Os músculos vermelhos (tipos IIA e IIB) estão envolvidos nestes reflexos. Os reflexos tónicos podem ser divididos em reflexos periféricos e reflexos centrais. Os reflexos tónicos periféricos são realizados por relaxamento dos músculos extrafusais, o que leva ao alongamento da bolsa nuclear do fuso muscular (receptores de estiramento do músculo esquelético). Isto excita os receptores da bolsa nuclear, os impulsos ao longo das fibras aferentes através das raízes posteriores da medula espinal vão para os motoneurónios alfa das raízes anteriores e, a partir daqui, ao longo das fibras eferentes, os impulsos vão para os músculos extrafusais e ocorre a sua contração. Os reflexos tónicos centrais são realizados através da via retículo-espinal. Os impulsos dos neurónios cerebrais do RF vão para os motoneurónios gama das raízes anteriores da medula espinal, que por sua vez vão para os músculos intrafusais ao longo de vias eferentes, durante a contração dos quais o saco nuclear é esticado. Isto excita os receptores da bolsa nuclear, os impulsos ao longo das fibras aferentes através das raízes posteriores da medula espinal vão para os motoneurónios alfa das raízes anteriores e, a partir daqui, ao longo das fibras eferentes, os impulsos vão para os músculos extrafusais, ocorrendo a sua contração (Fig.). Assim, a tensão da bolsa nuclear do fuso muscular (excitação dos proprioreceptores musculares) ocorre de duas maneiras: 1) por relaxamento dos músculos extrafusais e 2) por contração dos músculos intrafusais.

Os reflexos autonómicos são a resposta dos órgãos internos. Estes reflexos são realizados pelos axónios dos neurónios autonómicos localizados nos cornos laterais da medula espinal e que constituem os nervos periféricos das secções simpática e parassimpática do SNA. Estes reflexos estão envolvidos na regulação da pressão arterial, da atividade cardíaca, da secreção e da função motora do aparelho digestivo e da função do aparelho geniturinário.

Função condutora da espinal medula. A substância branca da medula espinal inclui fibras nervosas mielinizadas, que se agrupam para formar as vias condutoras da medula espinal. As fibras associativas curtas fornecem conexões intersegmentares. As fibras de projeção longas dividem-se em fibras ascendentes que vão para diferentes partes do cérebro e fibras descendentes que vão do cérebro para a espinal medula. Vias condutoras ascendentes:

1)   Sensibilidade tátil - sensação de toque e de pressão: a) feixe em forma de cunha (feixe de Burdach) dos receptores da parte superior do corpo e das b/fins; b) feixe fino (feixe de Gol) dos receptores da parte inferior do corpo e das n/fins. Os receptores de toque incluem as células de Meissner nas papilas cutâneas e os discos de Merkel nas pontas dos dedos. Os receptores de pressão incluem as células de Pachinia na fáscia e nos tendões. A partir destes receptores, os impulsos vão para as raízes posteriores e, no mesmo lado, para a medula oblonga (aqui o segundo neurónio). Aqui há um cruzamento no sentido oposto para os núcleos talâmicos (terceiro neurónio) e daqui para a extremidade cortical do analisador (giro central posterior); b) para além destas vias, a sensibilidade tátil é conduzida pela via espinotalâmica ventral. Dos

receptores tácteis para os interneurónios canaliculares, cujos axónios passam 2-3 segmentos ao longo do mesmo lado, passando depois para o outro lado e até ao tálamo.

2) A via da sensibilidade à dor e à temperatura, ou via espinotalâmica dorsal, vai dos nociceptores e termorreceptores até aos interneurónios canaliculares, destes até ao lado oposto e ao tálamo.

3) Trato espinocerebelar dorsal (feixe de Flexig) - a partir de receptores dos músculos, ligamentos e pele dos membros, sem atravessar esta via, termina no córtex cerebelar.

4) Trato cerebroespinhal ventral (feixe de Hoovers) - esta via chega ao córtex cerebelar depois de atravessar. Os feixes de Flexig e de Govers transmitem informações dos tendões, da pele e dos viscerorreceptores. Estas vias estão envolvidas na manutenção do tónus muscular durante o movimento e na manutenção da postura corporal no espaço.

Vias condutoras a jusante:

1) O piramidal, ou corticoespinhal, que se divide em fascículos laterais e anteriores. O feixe lateral parte dos neurónios PMA e cruza-se ao nível da medula oblonga, descendo para o lado oposto da medula espinal. O feixe anterior faz um cruzamento ao nível do segmento em que termina. Estas vias proporcionam uma ligação entre os neurónios da área motora da PMA e os motoneurónios alfa da medula espinal e são responsáveis pelos movimentos voluntários.

2) O trato rubrospinal (núcleo rubro-espinal-cerebelar) (Manakova) pertence ao sistema extrapiramidal, faz uma travessia depois de sair do núcleo rubro, liga os neurónios do núcleo rubro do mesencéfalo ao cerebelo, à medula oblonga e à espinal medula -

controla o tónus muscular e a coordenação involuntária dos movimentos.

3)   O sistema vestibulospinal também pertence ao sistema extrapiramidal e é responsável pela comunicação entre o núcleo de Deiters da varíola, o cerebelo e os motoneurónios alfa dos cornos anteriores da medula espinal. Regula o tónus muscular, a coordenação motora, o equilíbrio e a orientação no espaço.

4)   Via reticuloespinal - também pertence ao sistema extrapiramidal. Dependendo dos neurónios da medula espinal em que esta via termina, distinguem-se as seguintes funções (Fig.): a) inibição dos reflexos espinhais - nesta via termina nas células de Renshaw, a sua excitação leva à hiperpolarização dos motoneurónios alfa, o que leva à inibição; b) facilitação dos reflexos espinhais - nesta via termina nos interneurónios inibitórios, a sua excitação leva à inibição das células de Renshaw, pelo que o efeito inibitório destas células nos motoneurónios alfa é removido, os reflexos espinhais são facilitados; c) aumenta o tónus dos músculos esqueléticos - neste caso, a via termina nos motoneurónios gama da medula espinal, a sua excitação leva à contração dos músculos intrafusais, há uma tensão do saco nuclear, excitação dos receptores, aumento do fluxo de impulsos ao longo da via aferente através das raízes posteriores da medula espinal para os motoneurónios alfa, cuja excitação aumenta o tónus muscular.

A transecção completa da medula espinal conduz a um choque espinal. Como resultado, todos os tipos de atividade reflexa desaparecem abaixo da transecção: atividade motora, todos os tipos de sensibilidade, funções autonómicas são prejudicadas (a micção e a descarga fecal tornam-se involuntárias). A causa do choque deve-se principalmente à perda de comunicação com a PMA. Este facto é comprovado pela transecção repetida da medula espinal, abaixo do local da transecção. Neste caso, o choque espinal não volta a ocorrer.

Aula 30

**<u>Tópico: Fisiologia privada do SNC. Funções da medula
oblonga e do mesencéfalo (classificação dos reflexos tónicos segundo
Magnus)</u>**

Conhecer as funções da medula oblonga e do mesencéfalo e ser capaz de utilizar estes conhecimentos para compreender as actividades funcionais do SNC.

Objectivos -.

(a) Indique o papel da medula oblonga e do mesencéfalo na origem dos reflexos tónicos (classificação de Magnus);

b) Indicar os principais centros automáticos da medula oblonga;

Conteúdo:

A medula oblonga. Desempenha duas funções: 1) reflexa e 2) condutora. A função reflexa é realizada devido a: a) núcleos de 8 pares de nervos cranianos (VIII-XII); b) centros automáticos (respiratório, vasomotor, espirros, tosse, pestanejar, vómitos, pilórico); c) participação dos neurónios da medula oblonga nos reflexos tónicos (reflexos estáticos). Os reflexos tónicos permitem a regulação do tónus muscular. Os impulsos aferentes que provocam estes reflexos provêm do ramo vestibular do VIII par de nervos cranianos e dos nervos espinais que conduzem os impulsos dos receptores dos músculos da face, do pescoço, dos membros e do tronco. Todos os reflexos tónicos Magnus dividiu em dois grupos: 1) estáticos - quando os recetores deste reflexo são irritados, condicionam uma determinada posição do corpo no espaço; 2) estatocinéticos - mantêm o equilíbrio do corpo no espaço quando este se desloca. Os reflexos estáticos, por sua vez, podem ser divididos em dois grupos 1) pós-tónicos - proporcionam uma determinada postura do corpo no espaço; 2) de fixação, ou endireitamento - proporcionam o retorno do corpo de uma posição não natural para uma posição normal (de uma posição horizontal

122

para uma posição de pé). O centro dos reflexos estáticos pós-tónicos situa-se na medula oblonga e o centro dos reflexos estáticos erécteis e estatocinéticos situa-se no mesencéfalo. As vias aferentes destes reflexos iniciam-se nos receptores do aparelho vestibular (vestíbulo coclear e túbulos semicirculares), nos proprioreceptores dos músculos do pescoço e nos receptores tácteis da pele do tronco do lado. A importância dos proprioreceptores dos músculos do pescoço quando a cabeça é inclinada para trás, o tónus dos músculos extensores dos membros superiores aumenta e o tónus dos músculos extensores dos membros inferiores diminui; quando a cabeça é inclinada em direção à caixa torácica, o tónus dos músculos extensores dos membros superiores diminui e o tónus dos músculos extensores dos membros inferiores aumenta; ao virar a cabeça para a esquerda - o tónus dos músculos extensores dos membros superiores à esquerda aumenta e o tónus dos músculos flexores à direita aumenta; ao virar a cabeça para a direita - o tónus dos músculos extensores dos membros superiores à direita aumenta e o tónus dos músculos flexores à esquerda aumenta. Os reflexos de endireitamento são efectuados em duas fases: 1) elevação da cabeça - devido à irritação dos receptores do aparelho vestibular (cóclea pré-auricular) e da superfície cutânea do tronco; 2) endireitamento do tronco - devido à irritação dos proprioreceptores dos músculos do pescoço e da superfície cutânea do tronco. Os reflexos estatocinéticos são realizados durante a prova de rotação - ocorrem reflexos vestibulomotores, vestibulovegetativos e vestibulosensoriais (ver analisador vestibular).

Função condutora da medula oblonga - todas as vias ascendentes e descendentes passam por ela

Ponte varoliana - inclui os núcleos dos nervos cranianos V-VII, o núcleo vestibular (núcleo lateral de Deiters e núcleo superior de Bekhterev. O nervo facial (VII) inerva os músculos da mímica facial, o hioide e a saliva submandibular, transmite informações das papilas gustativas da parte anterior da glândula da língua. O nervo retractor (VI) inerva o músculo reto externo do olho, que puxa o globo ocular para fora. O nervo trigémeo (V) - o núcleo motor inerva os músculos masseteres, os músculos da cortina palatina e os músculos que tensionam a membrana timpânica. O núcleo sensitivo recebe impulsos de receptores da pele facial, da mucosa nasal, dos dentes, do periósteo dos ossos cranianos, da conjuntiva do globo ocular. O centro pneumotóxico, ou neurónio inspiratório inibitório (INN), que desencadeia o ato de expiração, está localizado na ponte varicular. O núcleo vestibular é responsável pela análise primária dos estímulos vestibulares.

Cérebro médio: núcleos do quadratocálmio, núcleo vermelho, núcleos dos pares I-IV de nervos cranianos, substância negra. Os tubérculos anteriores do quadratocálmio (superiores), ou tubérculos visuais, realizam reflexos em resposta a estímulos luminosos (reflexo de orientação ao estímulo luminoso), reflexo pupilar, acomodação ocular. Os tubérculos posteriores do quadratocálmio (inferior), ou auditivos - realizam o reflexo de orientação ao som. Os núcleos do quadratocálmio asseguram um reflexo de "cão de guarda" - preparam o corpo para um novo estímulo súbito. A substância negra coordena a deglutição e a mastigação, contribui para a execução de pequenos movimentos dos dedos, que exigem grande precisão.

Núcleo vermelho. A função do núcleo vermelho foi estudada em animais descerebrados: dissecar o cérebro entre os tubérculos superiores e inferiores do quadratocálmio. Neste caso, os impulsos do núcleo vermelho não vão para as partes inferiores do SNC - desenvolve-se a reidratação por descerebração (o tónus dos músculos extensores aumenta bruscamente: os membros endireitam-se, a cabeça inclina-se e a cauda levanta-se. Esta reidratação pode ser reduzida pela destruição do núcleo de Deiters e das estruturas neuronais adjacentes da formação reticular. Assim, as conexões do núcleo vermelho com a medula espinal, o núcleo de Deiters e a formação reticular do tronco cerebral desempenham um papel importante no desenvolvimento da regidez descerebratória. Quando o núcleo vermelho é estimulado através das vias rubrospinais, os motoneurónios dos músculos flexores são excitados e os motoneurónios dos músculos extensores são inibidos. Quando se estimulam os núcleos de Deiters e Schwalbe através do trato vestíbulo-espinal, os motoneurónios dos músculos flexores são inibidos e os motoneurónios dos músculos extensores são excitados. As estruturas reticulares da medula oblonga e do mesencéfalo têm o efeito oposto.

Aula 31.

<u>Tópico: Fisiologia privada do SNC. Funções do cerebelo, da formação reticular e do hipotálamo.</u>

Pretende conhecer as funções da formação reticular do cerebelo e do hipotálamo e ser capaz de utilizar estes conhecimentos para compreender as actividades funcionais do SNC.

Objectivos -.

(a) Indique as consequências das lesões cerebelares unilaterais e bilaterais, bem como os principais sintomas clínicos observados nas lesões cerebelares;

b) mostrar o papel das vias reticulo-espinhais e reticulo-corticais;

c) Indicar as principais funções do hipotálamo.

Conteúdo:

Formação reticular do cérebro - representada por um aglomerado difuso de células de diferentes tipos e tamanhos, separadas por muitas fibras multidireccionais. Esta secção foi designada por Deiters em 1885 devido à sua citoarquitectónica caraterística. A FR está localizada na parte central do tronco cerebral (entre o tálamo e a medula espinal). Recebeu o nome de formação reticular, ou formação em rede, devido às suas ligações em rede com quase todas as estruturas do SNC.

Pela primeira vez, I.M. Sechenov descreveu o estado dos reflexos espinhais a partir do estado das estruturas do tronco cerebral em 1863, irritando os tubérculos ópticos com cristais de cloreto de sódio e observou a inibição dos reflexos espinhais. Os trabalhos de Magun e dos seus colaboradores (1944-1950) mostraram que, quando a parte medial da formação reticular é irritada, os reflexos espinais são inibidos, e quando outras estruturas do FR são irritadas, estes reflexos são facilitados. Quando as estruturas de RF são irritadas através das vias reticuloespinhais,

126

as seguintes funções são realizadas: 1) inibição dos reflexos espinais - neste caso, os impulsos chegam às células inibitórias de Renshaw e, através delas, provocam a hiperpolarização dos motoneurónios alfa; 2) facilitação dos reflexos espinais - neste caso, os impulsos chegam aos interneurónios inibitórios e, através deles, provocam a inibição das células de Renshaw; 3) reforço dos reflexos tónicos - neste caso, os impulsos chegam aos motoneurónios gama, cuja excitação provoca uma contração dos músculos intrafusais do fuso muscular, o que acaba por levar à excitação dos motoneurónios alfa. Vias ascendentes a partir do RF: 1) vias reticulocorticais - a partir do centro Magoon Morucia - aumenta o tónus dos neurónios PMA - estado de vigília; 2) ligação com o hipotálamo e o sistema límbico (complexo da amígdala, hipocampo e giro cingulado) - esta via proporciona uma resposta holística do organismo e regula as funções autonómicas e homeostáticas do organismo.

O cerebelo desempenha a função de coordenação e regulação dos movimentos voluntários e involuntários. Estas funções são asseguradas por múltiplas ligações do cerebelo com a espinal medula e outras estruturas cerebrais: 1) via espinocerebelar - informa o cerebelo sobre o tónus dos músculos esqueléticos; 2) um ramo da via corticoespinal transmite informações sobre o tónus necessário dos músculos esqueléticos; 3) via cerebelo-espinal - esta via corrige o tónus necessário dos músculos esqueléticos numa determinada situação (comparando os sinais da via espinocerebelar e da via corticoespinal) 1-3 vias asseguram a coordenação do corpo no espaço durante os movimentos conscientes; 4) ligação bilateral do cerebelo com a medula oblonga e o mesencéfalo - esta via assegura a coordenação dos movimentos inconscientes; 5) ligação bilateral com o hipotálamo e o tálamo - assegura a coordenação das funções sensoriais e vegetativas.

Nas lesões cerebelares unilaterais experimentais, observam-se os seguintes sintomas: 1) manobras - o animal move-se em círculo; 2) movimentos de saca-rolhas - se uma rã for mergulhada na água, faz movimentos de saca-rolhas. Ambos os sintomas estão relacionados com o facto de na lesão cerebelar unilateral haver uma distonia pronunciada - no lado afetado o tónus dos músculos flexores aumenta e o tónus dos músculos extensores desaparece, e no lado saudável vice-versa: o tónus dos músculos extensores aumenta e o tónus dos músculos flexores desaparece. Nas lesões bilaterais há uma imobilidade completa, o animal não consegue mover-se de forma autónoma. Na clínica, observa-se uma lesão cerebelar parcial e distinguem-se os seguintes sintomas clínicos: os três primeiros sintomas foram descritos por Luciani e são chamados de três a's, pois todos os sintomas começam com a letra a: 1) astenia - fadiga muscular rápida, uma vez que neste caso estão envolvidos grupos musculares "extra" no ato motor devido à lesão de 1-3 vias; 2) atonia - falta de tónus dos músculos esqueléticos, depois verificou-se que o tónus muscular não desaparece completamente, mas há uma perturbação do tónus (o tónus de alguns músculos aumenta, outros diminui), pelo que é mais correto chamar a este sintoma distonia; 3) astasia - perda da capacidade dos músculos para a contração tetânica - este sintoma manifesta-se no facto de que durante o movimento há balanço de várias partes do corpo; para além dos sintomas acima referidos, existem 4) disartria - violação do discurso suave; 5) dismetria - desordem da proporcionalidade do movimento, geralmente na direção do aumento; 6) ataxia - violação da coordenação do movimento, marcha incerta; 7) equilíbrio - violação do equilíbrio ao caminhar.

Hipotálamo: tubérculo cinzento, corpos mamilares e substância cinzenta que formam o assoalho e as paredes do 3º ventrículo. A extensa conexão do hipotálamo com a PMA, cerebelo, RF, núcleos parassimpáticos da medula oblonga, núcleos simpáticos da medula espinhal, tálamo, hipófise proporciona a diversidade de suas funções, que são fornecidas por 32 pares de núcleos, que são subdivididos em cinco grupos: 1) núcleos da área pré-ótica; 2) grupo anterior de núcleos; 3) grupo externo de núcleos; 4) grupo médio de núcleos; 5) grupo posterior de núcleos. As funções do hipotálamo incluem: 1) é o centro supremo do SNA: o grupo posterior de núcleos aumenta o tónus simpático e o grupo anterior de núcleos aumenta o tónus parassimpático (ver secção SNA). Estes núcleos participam na formação da componente autonómica das emoções; 2) o centro mais elevado da função endócrina - através do sistema de liberinas e estatinas, regula a produção de hormonas trópicas, que por sua vez regulam a produção de hormonas efectoras através das glândulas endócrinas (ver secção de fisiologia endócrina). As liberinas e as estatinas participam na formação da componente endócrina da emoção; 3) participa na termorregulação através do centro de termorregulação, que consiste em duas divisões - o centro de dissipação de calor e o centro de produção de calor (ver o sistema funcional que assegura a constância da temperatura corporal); 4) participa na regulação do sono e da vigília. Aqui se encontra o centro de Hess, cuja excitação leva à inibição do centro de Magoon Morucia acordado, o que leva a uma inibição da PMA - o aparecimento do sono; 5) participa na regulação da digestão e na formação da motivação alimentar (ver fisiologia da digestão): a irritação dos núcleos externos (centro da fome) provoca a sensação de fome, a irritação dos núcleos ventromediais (centro da saciedade) provoca a recusa de alimentos; 6) devido aos osmorreceptores regula a pressão osmótica do sangue através da alteração da diurese (ver fisiologia dos rins); 7) participa na regulação da digestão e na formação da motivação alimentar (ver fisiologia dos rins). (ver fisiologia dos rins); 7) devido às hormonas efectoras vasopressina (antidiurética) e oxitocina, participa na regulação da diurese, da PA (vasopressina), das contracções uterinas e dos músculos dos alvéolos da glândula mamária (oxitocina); 8) é uma parte do SNC que participa na formação das emoções (ver fisiologia das emoções); 9) participa no comportamento adaptativo através de várias motivações biológicas (ver fisiologia das motivações biológicas). O hipotálamo é o ponto de partida de todas as motivações biológicas.

Aula 32.

<u>Tópico: A doutrina dos analisadores de I.P. Pavlov.</u>

<u>Características do analisador visual.</u>

Objetivo - Conhecer a organização funcional dos analisadores, a sua importância; características ópticas e regulação do aparelho dióptrico do olho, o seu aparelho recetor.

Objectivos -.

(a) Especificar os componentes do analisador e as suas características;

b) mostrar os processos fotoquímicos que ocorrem na retina;

c) revelar as teorias da visão cromática;

d) Indicar os mecanismos fisiológicos da acomodação, os tipos de perturbações e as suas causas;

Conteúdo:

Analisador - este termo foi introduzido por I.P. Pavlov em 1909 para designar um conjunto de formações que permitem a perceção e a análise de informações sobre o ambiente externo e interno do organismo e que formam sensações específicas. Qualquer analisador é constituído por três componentes: 1) parte periférica - recetores; 2) parte condutora; 3) parte cortical. O recetor é uma estrutura especializada que, no processo de evolução, se adaptou à perceção do estímulo correspondente do mundo externo ou interno. Qualquer recetor desempenha as seguintes funções 1) percebe a ação do estímulo; 2) converte (codifica) a energia do estímulo num impulso nervoso; 3) a análise primitiva (diferenciação do sinal) tem lugar nos receptores, como evidenciado pela presença de receptores específicos (fotorreceptores, fonorreceptores, barorreceptores, etc.). Cada recetor é capaz de distinguir, de uma multiplicidade de estímulos, apenas o estímulo adequado, ou seja, o que corresponde ao recetor em causa. A parte condutora do analisador contribui para a condução do sinal transformado dos receptores para a parte cortical. Distinguem-se as seguintes características: 1) condução multicanal da mesma informação, o que garante a fiabilidade da transmissão dos impulsos; 2) condução multinível da excitação devido a múltiplas comutações (nos gânglios, na espinal medula, na formação reticular, no tálamo), o que garante uma análise mais elevada do sinal de acordo com os seus vários parâmetros; 3) unificação dos sinais (por exemplo, na formação reticular do cérebro), o que garante a interação do sinal com a parte cortical do analisador. A parte cortical do analisador proporciona o aparecimento de certas sensações correspondentes a cada analisador e perceção. As sensações são uma imagem subjectiva do mundo objetivamente existente, é um reflexo das propriedades dos objectos do mundo objetivo. A perceção é a interpretação das sensações de acordo com a experiência de cada um, ou seja, o reconhecimento da imagem. Distinguem-se as seguintes zonas estruturais e funcionais: 1) zona de projeção primária - situada na camada IV, nesta zona tem lugar a formação das sensações, a perceção consciente e subconsciente da ação dos estímulos; 2) zona de projeção secundária, aqui tem lugar a interação dos analisadores e o processamento mais complexo da informação; 3) zona terciária - córtex associativo, aqui tem lugar o processamento adicional da informação com a sua utilização para a formação dos processos psicofisiológicos (perceção, emoções, pensamento).

O analisador visual é um conjunto de formações que assegura a perceção da radiação electromagnética com comprimentos de onda da gama visível (400-700 nm) e a formação de sensações luminosas. 90% das informações sobre o ambiente externo são fornecidas pelo analisador visual. A parte periférica deste analisador é representada pelo aparelho dióptrico do olho e pela retina. O aparelho dióptrico forma uma imagem invertida e reduzida do mundo exterior sobre a retina e é representado pelos seguintes componentes: córnea, câmaras de fluido, íris, pupila, cristalino e respetivo saco, corpo vítreo, secreção da glândula lacrimal. O poder refrativo da córnea e da câmara anterior é de 43D, o do cristalino achatado é de 19,1D e o de todo o olho é de 58,6D. A retina é uma parte do cérebro intermediário, trazida para a periferia, tem as seguintes camadas: 1) camada de pigmento de células epiteliais contendo melanina, absorve a luz, participa nos receptores tróficos (depot vit. A), o lugar mais fraco (depot vit. A). A), o local mais fraco (descolamento da retina); 2) camada de fotorreceptores; 3) camada de células horizontais (neurónios inibitórios); 4) camada de células bipolares; 5) camada de células bipolares (neurónios inibitórios); 6) camada de células ganglionares (ocorrência de DP, formação do nervo ótico). Fotorreceptores do olho - bastonetes e três tipos de cones: 1) os bastonetes (cerca de 120 milhões) estão localizados na retina, exceto nos pontos amarelo e cego, e desempenham as seguintes funções têm elevada sensibilidade à luz (500 vezes superior à dos cones) e estão adaptados à visão nocturna; proporcionam visão periférica; apercebem-se de objectos em movimento; 2) cones (cerca de 6 milhões) estão localizados na mancha amarela e na fossa central, nesta zona a acuidade visual é máxima, proporcionam visão central, acuidade visual e perceção das cores.

A visão cromática - é efectuada por cones. A teoria tricomponente da visão cromática (T. Jung, 1802; G. Helmholtz, 1859) pressupõe a presença de três tipos de cones: 1) cones com pigmento visual que absorvem ondas electromagnéticas de 420 nm (cor azul); 2) cones com pigmento visual que absorvem ondas electromagnéticas de 530 nm (cor verde); 3) cones com pigmento visual que absorvem ondas electromagnéticas de 560 nm (cor vermelha). A formação de cores diferentes resulta da estimulação desigual de cada cone (a cor branca resulta da estimulação igual de todos os tipos de cones; a estimulação igual dos cones vermelhos e verdes dá a perceção da cor amarela). A violação da perceção das cores (formas congénitas de daltonismo - nome antigo - cegueira das cores) está associada à ausência de genes que codificam diferentes tipos de opsina nos cones (os genes da opsina vermelha e verde estão localizados no cromossoma X, o gene da opsina azul - no 7º cromossoma). É feita uma distinção entre: 1) dicromasia (ausência de perceção de uma cor): a) deuteranopia (6%) - ausência de opsina que perceciona a cor verde (cego para o verde); b) protanopia (1,1%) - ausência de opsina que perceciona a cor vermelha (cego para o vermelho); c) tritanopia (0,01%) - ausência de opsina que perceciona a cor azul (cego para o azul); 2) acromasia (menos de 0,01% - cegueira total das cores (perceção do preto e branco).

Acomodação do olho. Distúrbio de acomodação. A acomodação do olho é a capacidade do olho de ver claramente tanto objectos distantes como objectos próximos. O mecanismo de acomodação do olho deve-se a dois factores: 1) a elasticidade do cristalino, devido à qual a convexidade do cristalino pode variar de 19D a 33D. Com a idade, a elasticidade do cristalino diminui e atinge o seu mínimo a partir dos 60 anos, dando origem à hipermetropia senil - presbiopia; 2) o músculo acomodativo, ou músculo ciliar (página 66, Fig. Zh2, Zh3): a) quando o músculo acomodativo está contraído (pág. 66, Fig. Zh2), os ligamentos ciliares estão relaxados e, devido à elasticidade do cristalino, este torna-se mais convexo, o poder refrativo do olho aumenta e este olho vê claramente os objectos próximos; b) quando o músculo acomodativo está relaxado (pág. 66, Fig. Zh3), os ligamentos ciliares estão relaxados (pág. 66, Fig. Zh3), o olho vê claramente os objectos próximos. Se o olho não conseguir ver os objectos ao longe (p. 66, Fig. G3), os ligamentos cine são esticados e, devido à elasticidade do cristalino, a sua convexidade diminui (ocorre um achatamento do cristalino), o poder refrativo do olho diminui e este olho vê claramente os objectos ao longe. Os tipos mais comuns de perturbações de acomodação são a miopia (miopia) e a hipermetropia (hipermetropia). Para detetar estes tipos de perturbações de acomodação, é necessário relaxar completamente o músculo acomodativo, o que é feito injectando uma solução de atropina no olho. Num olho normal (olho emetrópico), a retina coincide com a distância focal principal do sistema ótico do olho, pelo que se observa uma visão clara do objeto. No olho míope, devido ao eixo anatómico alongado, a distância focal principal encontra-se à frente da retina, pelo que a imagem fica desfocada. No olho hipermétrope, devido ao eixo anatómico curto, a distância focal principal encontra-se atrás da retina, pelo que se observa uma imagem desfocada. Assim, no olho míope e hipermétrope, quando o músculo acomodativo está completamente relaxado, observa-se o mesmo resultado - uma imagem desfocada na retina. A razão para isto é diferente: no olho míope, a imagem desfocada na retina ocorre devido ao facto de o foco principal do olho míope estar à frente da retina, mais perto da retina (miopia); no olho hipermetrope - devido ao facto de o foco principal do olho estar atrás da retina, mais longe da retina (hipermetropia). A correção do olho míope é realizada através da redução do sistema ótico do olho (o seu poder refrativo), uma vez que o foco principal está à frente da retina - isto é conseguido com a ajuda de lentes de dupla curvatura (difusoras).

A correção dos olhos hipermétropes é realizada através do aumento do sistema ótico do olho (o seu poder refrativo), uma vez que o foco principal se encontra atrás da retina - isto é conseguido através da utilização de lentes duplamente convexas (colectoras). É de notar que a miopia fraca é auto-corrigível devido à tensão (contração do músculo acomodativo) da acomodação, uma vez que este tipo de perturbação foi determinado com o relaxamento completo do músculo acomodativo. A hipermetropia ligeira não pode ser auto-corrigida, porque para a correção é necessário relaxar o músculo acomodativo, e este tipo de perturbação da acomodação foi detectado com o relaxamento total do músculo acomodativo.

Aula 33.

Tópico: A doutrina dos analisadores de I.P. Pavlov.
Características dos analisadores auditivos e vestibulares.

Objetivo - caraterização estrutural e funcional dos analisadores auditivos e vestibulares.

Objectivos -.

(a) Divulgar os aparelhos de captação, de condução e de receção do som;

b) Apresentar teorias sobre a perceção de sons de diferentes frequências;

c) indicar a ocorrência de reflexos decorrentes da irritação dos receptores do analisador vestibular.

Conteúdo:

Órgão da audição - é constituído pelo ouvido externo, médio e interno. O ouvido externo é representado pelo pavilhão auricular e pelo canal auditivo externo. O ouvido médio é representado por três ossículos auditivos interligados: o martelo, a bigorna e o estribo. O martelo está ligado à membrana timpânica e o estribo à janela oval. Os ossículos auditivos amplificam o som 20 vezes. A cavidade do ouvido médio comunica com a nasofaringe através da trompa de Eustáquio (auditiva), de modo a que a pressão do ar na cavidade do ouvido médio seja mantida à pressão atmosférica. A trompa auditiva abre-se durante a deglutição. O ouvido médio está separado do ouvido externo por uma membrana timpânica de 9 mm de diâmetro. O ouvido interno é representado pelo vestíbulo (útero, saco), os três túbulos semicirculares e a cóclea (escadas timpânica e vestibular). O vestíbulo coclear e os túbulos semicirculares pertencem ao analisador vestibular e a cóclea ao analisador auditivo. A cavidade pré-auricular, as escadas timpânica e vestibular da cóclea estão cheias de perilinfa, enquanto os canais semicirculares, a rete, o saco e o ducto coclear (o canal membranoso da cóclea) localizados na perilinfa estão cheios de endolinfa. Existe um potencial elétrico (potencial intracoclear ou endococlear) de cerca de +80 mV entre a endolinfa e a perilinfa. As células ciliadas do órgão córneo são polarizadas pelo potencial endococlear até um nível crítico, o que aumenta a sua sensibilidade à ação mecânica. A endolinfa é um líquido viscoso, formado pela banda vascular do canal coclear, que preenche o canal membranoso da cóclea e que, através de um canal especial (duktus reuniens), se liga à endolinfa do aparelho vestibular. A concentração de iões de potássio na endolinfa é 100 vezes superior e a concentração de iões de sódio é 10 vezes inferior à da perilinfa. A perilinfa é quimicamente semelhante ao plasma e ao licor sanguíneos e ocupa uma posição intermédia entre eles em termos de conteúdo proteico.

Analisador auditivo - permite a perceção das vibrações sonoras com frequência de 16-20 Hz a 16-20 kHz e a formação de sensações sonoras. A parte recetora do analisador auditivo - o órgão espiral (cortical) está localizado na cóclea. As membranas basilar (principal) e vestibular situadas no interior da cóclea dividem a cavidade do canal em três partes: a escada timpânica, a escada vestibular e o canal membranoso da cóclea (escada média). A endolinfa preenche o canal membranoso da cóclea, e a perilinfa preenche as escadas vestibular e timpânica. No canal membranoso da cóclea, o aparelho recetor coclear, o órgão corticoide, contendo várias fileiras de células (células de suporte e células ciliadas), está localizado na membrana basal. Todas as células estão ligadas à membrana de base, enquanto as células ciliadas estão ligadas à membrana de cobertura pela sua superfície livre. O trajeto das vibrações sonoras até às células ciliadas é o seguinte: som - aurícula - canal auditivo externo - membrana timpânica - martelo - bigorna - estribo - membrana da janela oval - perilinfa (na transição do som do ar para o líquido há uma diminuição acentuada da energia e da amplitude do som, a pressão sonora aumenta (2 vezes) e a velocidade do som aumenta (4 vezes), a frequência do som não se altera) - membranas basilar e tectorial - membrana da janela redonda. O líquido deslocado pela deslocação da membrana da janela oval cria uma pressão excessiva no canal vestibular. Sob a ação desta pressão, a membrana basilar desloca-se em direção à escada timpânica, o que leva ao deslocamento da membrana tectorial em relação às células ciliadas, ocorrendo a sua excitação (despolarização da membrana das células ciliadas). Nas sinapses entre a célula recetora e a terminação nervosa aferente, o neurotransmissor - glutamato - é libertado, provoca a despolarização da membrana pós-sináptica e ocorre a geração de DP. As ondas sonoras de alta frequência percorrem uma curta distância ao longo da membrana basilar; as ondas sonoras de média frequência percorrem cerca de metade do trajeto e depois param; as ondas sonoras de baixa frequência percorrem a membrana quase até ao helicotrema (ápice da cóclea). Secção condutora do analisador auditivo: as fibras nervosas aferentes provenientes da cóclea entram no gânglio espiral e deste entram nos núcleos cocleares dorsal (posterior) e ventral (anterior), situados na parte superior da medula oblonga. A partir daqui, as fibras nervosas ascendentes formam sinapses com neurónios de segunda ordem, cujos axónios passam, em parte, do lado oposto para os núcleos da oliva superior e, em parte, terminam nos núcleos da oliva superior do mesmo lado. A partir dos núcleos da oliva superior, a via auditiva faz parte da via do lemnisco lateral, algumas fibras terminam nos núcleos do lemnisco lateral e a maior parte dos axónios contornam estes núcleos e seguem para a bicoluna inferior, onde formam sinapses. A partir daqui, a via auditiva passa para os corpos patelares mediais e daqui para o giro superior do lobo temporal do córtex do grande hemisfério. A secção cortical do analisador auditivo é representada por 1) córtex auditivo primário - 41º campo, giro de Heschl do lobo temporal profundo no sulco silviano e 42º campo do giro temporal superior - forma o sentido de tons, ruídos, sons; 2) córtex auditivo secundário - 22º campo do giro temporal superior do hemisfério esquerdo - forma a compreensão da sequência de sons, palavras; 22º campo do hemisfério direito - compreensão da sequência de tons (melodia), entonação, género da voz.

A perceção de sons de diferentes frequências é explicada pela teoria hidrodinâmica de Bekeshi. Quando se percepcionam sons de baixa frequência, toda a perilinfa, desde a base da cóclea até ao ápice, oscila (Fig. Zh10), o que leva à flexão da membrana principal no ápice da cóclea e à excitação dos receptores do órgão Cortium na região do ápice, o que leva à excitação das células correspondentes na PMA. Na perceção de sons de alta frequência, há uma pequena oscilação da coluna, que leva à flexão da membrana principal na base da cóclea e, ao mesmo tempo, há excitação dos receptores do órgão Cortium também na base da cóclea, o que leva à excitação de outras células no PMA.

O analisador vestibular é um conjunto de formações que fornecem a orientação espacial do corpo em repouso e em movimento. Percebe informações sobre a posição, os movimentos lineares e angulares do corpo e da cabeça. Os receptores deste analisador estão localizados nos três túbulos semicirculares e no vestíbulo da cóclea. O vestíbulo é constituído por duas secções: o sáculo (sacculus) e o utrículo (utriculus). Nestas secções existem pequenas elevações, as máculas (manchas), que contêm o aparelho otolítico, um conjunto de células receptoras que são cobertas por uma massa gelatinosa composta por mucopolissacáridos. Devido à presença de cristais de cálcio, fósforo e dióxido de carbono, é chamada membrana otolítica. Um estímulo adequado para o aparelho otolítico é o movimento retilíneo, a aceleração ou desaceleração, as inclinações da cabeça e do corpo, bem como o balanço e a agitação. Nos túbulos semicirculares, a massa gelatinosa não contém otólitos e é denominada cúpula. O estímulo adequado para os receptores dos túbulos semicirculares (borlas de cabelo) são os movimentos rotativos. Os primeiros neurónios de condução são as células bipolares situadas no gânglio vestibular. As saídas periféricas destes neurónios entram em contacto com os receptores e as centrais, como parte do nervo vestibular (VIII par de nervos cranianos), são dirigidas para os núcleos vestibulares da medula oblonga - o segundo neurónio (Deiters, Bekhterev, Schwalbe, Roller). A partir daqui, os impulsos vão para diferentes partes do SNC: núcleos talâmicos, cerebelo, núcleos do nervo oculomotor, motoneurónios da medula espinal cervical, formação reticular, hipotálamo. Devido às conexões acima mencionadas, os seguintes reflexos são realizados quando os receptores do analisador vestibular são irritados: 1) reflexos vestibulomotores: a) devido a alterações no tónus dos músculos do olho, ocorre o nistagmo ocular - movimento lento do olho em direção à rotação com rápido retorno ao estado inicial; b) devido a alterações no tónus dos músculos do pescoço e da cabeça - nistagmo da cabeça - movimento lento da cabeça em direção à rotação com rápido retorno ao estado inicial; c) devido a alterações no tónus dos músculos do tronco e dos membros (via vestibulo-, reticulo- e rubrospinal) - desvio do corpo em direção à rotação durante o movimento retilíneo após a rotação. Isto ocorre devido ao facto de que no lado da rotação o tónus dos músculos flexores aumenta, e no lado oposto - o tónus dos músculos extensores; 2) reflexos vestibulovegetativos - alterações no trabalho dos órgãos internos após o teste rotacional devido à ligação dos núcleos vestibulares com o hipotálamo; 3) reflexos vestibulosensoriais - alterações no limiar de sensibilidade dos receptores de outros analisadores.

Aula 34.

Tema: O analisador da dor. Compreensão atual da nocicepção e dos mecanismos centrais da dor. Sistema antinociceptivo. Mecanismos neuroquímicos de antinocicepção.

Objetivo - conhecer as características fisiológicas do analisador da dor, os seus compartimentos receptores, condutores e corticais.

Objectivos -.

(a) Revelar o significado biológico da dor e o conceito moderno de nocicepção;

b) apresentar as teorias e os mecanismos centrais da dor;

c) Indicar o papel do córtex, das formações subcorticais e dos factores humorais na formação da resposta aos estímulos nociceptivos;

d) Especificar os princípios de classificação dos analgésicos.

Conteúdo:

O analisador da dor ou nociceptivo é um conjunto de formações que formam a sensação de dor sob influências físicas e químicas que têm um efeito nocivo no organismo. A diferença entre a dor e as outras sensações é que ela não informa o cérebro sobre a qualidade do estímulo, mas indica que o estímulo é prejudicial. Componentes da dor: 1) sensorial - a dor como sensação; 2) afectiva - manifestações emocionais, autonómicas e motoras da dor; 3) necessidade-motivação - a dor como uma necessidade biológica negativa, que forma o comportamento anti-dor; 4) cognitiva - avaliação das sensações de dor, formada no córtex frontal. Teorias da dor: 1) teoria da intensidade (E. Darwin, 1794; A. Goldscheider, 1886) - segundo esta teoria não existem receptores específicos da dor, a dor ocorre por irritação de quaisquer receptores sob a ação de estímulos supermáximos; 2) teoria da especificidade (M. Frey, 1894) - sugere a presença de receptores específicos (nociceptores), cuja irritação ocorre sob a ação de estímulos nocivos (nocio - nocivo); 3) teoria das comportas (R. Melzack, 1973), segundo esta teoria, a dor ocorre por irritação de quaisquer receptores sob a ação de estímulos nocivos. R. Melzack, 1973), de acordo com esta teoria, as sensações de dor surgem da inibição de neurónios especiais da substância gelatinosa (um conjunto de neurónios localizados na 2ª e 3ª placas segundo Rexed), devido aos quais os impulsos dos nociceptores através da via espinotalâmica atingem as estruturas centrais deste analisador. A excitação dos neurónios da substância gelatinosa provoca a inibição dos neurónios das vias espinotalâmicas e as sensações de dor cessam. A atividade dos neurónios da substância gelatinosa é mantida de três formas, que estão incluídas no sistema antinociceptivo. A inibição dos neurónios da substância gelatinosa ocorre quando os nociceptores são irritados.   Os receptores da dor (nociceptores) são terminações livres de fibras nervosas sensíveis mielinizadas e não mielinizadas, localizadas na pele, membranas mucosas, periósteo, dentes, músculos, órgãos das cavidades torácica e abdominal (a densidade de nociceptores na pele é de 200 por 1 cm2, e na borda da dentina e do esmalte dentário - 7500). Irritantes dos receptores da dor: mecânicos (apertar, esticar, dobrar, torcer), térmicos (térmicos, quando a temperatura excede os 45 graus, frios, quando a temperatura é inferior a 15 graus), químicos (catiões de potássio, catiões de hidrogénio, serotonina, histamina, bradicinina, ADP). O compartimento condutor é representado pela via espinotalâmica: 1) a via neospinotalâmica (esta via está ausente nos animais inferiores) ao nível do tronco cerebral conduz os sinais de dor através de uma via específica (alça da medula espinal) para núcleos sensoriais específicos do tálamo. A transmissão da excitação nas sinapses desta via é efectuada com a ajuda de um mediador de ação rápida - o glutamato. A partir de núcleos talâmicos específicos, os sinais são transmitidos para o córtex somatossensorial SI e SII. Estas características formam a condução da dor "rápida" e a sua perceção com uma boa localização e caraterização dos estímulos dolorosos; 2) a via paleospinotalâmica conduz os sinais de dor através de uma via não específica. A partir de núcleos talâmicos inespecíficos, os impulsos chegam não só ao córtex somatossensorial, mas também a outros departamentos. A transmissão da excitação ao longo desta via é lenta, o mediador nas sinapses desta via é a substância P. Esta via é utilizada para as dores "tardias", mal localizadas.

A secção cortical do analisador da dor está localizada no córtex somatossensorial - campos de projeção SI e SII. O campo primário SI permite a perceção da dor "rápida", com determinação da sua localização no corpo. Este campo situa-se junto ao córtex motor do giro central anterior, pelo que a reação de defesa motora à ação de um estímulo doloroso é activada com urgência. A impossibilidade de definir claramente a localização da dor "lenta" explica-se pelo facto de os impulsos provenientes de núcleos talâmicos não específicos chegarem não só aos campos SI e SII, mas também a outros campos corticais. O campo somatossensorial SII tem uma projeção topográfica menos clara do corpo. Os neurónios deste campo têm conexões bilaterais mais fortes com os núcleos talâmicos. Para além dos campos SI e SII, os seguintes campos desempenham um papel importante na perceção da dor: 1) córtex frontal - permite a autoavaliação da dor (a sua componente cognitiva) e forma um comportamento intencional de dor. Em caso de lobotomia (corte das ligações entre o córtex frontal e o tálamo, mantêm a sensação de dor, mas esta não os incomoda (a dor não causa sofrimento); 2) sistema límbico (giro cingulado, hipocampo, giro denteado, complexo amígdala do lobo temporal), contribui para a formação da componente emocional da dor, das reacções autonómicas, somáticas e comportamentais.

O sistema antinociceptivo é um conjunto de estruturas inter-relacionadas que reduz a perceção das sensações de dor. Segundo Kalyuzhny L.V. (1984), qualquer estímulo que não cause danos ao organismo provoca também a ativação do sistema antinociceptivo, havendo uma libertação de uma certa porção de péptidos opióides que provocam euforia. O sistema antinociceptivo é um sistema de recompensa, que estimula a atividade exploratória do organismo para encontrar ativamente qualquer estímulo. Este sistema inclui: 1) péptidos opióides - sabe-se agora que o ópio e os seus preparados actuam em receptores proteicos especiais e bloqueiam a condução dos impulsos da dor, o que contribui para a redução ou desaparecimento das sensações de dor. Para estes receptores existem estimulantes endógenos - os péptidos opióides - que são produtos da proteólise de grandes péptidos precursores inactivos formados no cérebro, na adeno-hipófise, na camada cerebral das glândulas supra-renais, no trato gastrointestinal e na placenta. Atualmente, são conhecidos três péptidos opióides: a) as endorfinas, formadas a partir da propiomelanocortina; b) as encefalinas, formadas a partir da proencefalina A; c) as dinorfinas, formadas a partir da proencefalina B. Actuam em três tipos de receptores opiáceos: mu (predominantemente endorfinas), delta (encefalinas) e kappa (dinorfinas). Os opiáceos, ao interagirem com os seus receptores, exercem os seus efeitos quer sobre os neurónios da substância gelatinosa (excitam-nos) quer bloqueiam a transmissão dos impulsos nociceptivos. A densidade dos receptores mu e kappa é mais elevada no córtex cerebral e na medula espinal, sendo a densidade média no tronco cerebral; a densidade dos receptores delta é média no córtex cerebral e na medula espinal, sendo baixa no tronco cerebral; 2) a mesma ação analgésica tem a) neurotensina-polipeptídeo, que é sintetizado em várias estruturas do SNC; b) ocitocina e vasopressina (ADH); c) serotonina - inibem a impulsão nociceptiva na área da medula oblonga; d) catecolaminas da camada cerebral das glândulas supra-renais, que é acompanhada por um aumento da secreção de endorfinas; e) corticoliberina aumenta a formação de endorfinas na adeno-hipófise e a sua secreção para o sangue; 3) devido a impulsos provenientes de mecanorreceptores da pele, que aumentam a atividade dos neurónios da substância gelatinosa, o que leva à inibição dos neurónios das vias talâmicas espinhais; 4) devido a impulsos de estruturas supra-espinhais (lobo frontal, núcleo caudado, núcleos talâmicos, neurónios cerebelares, centros hipotalâmicos, núcleo vermelho, substância negra, estruturas da medula oblonga), que aumentam a atividade dos neurónios da substância gelatinosa.

A classificação dos analgésicos depende das fases de formação da sensação de dor. De acordo com este princípio, todos os analgésicos existentes podem ser divididos nos seguintes grupos 1) anestesia local - bloqueia os nociceptores na área da lesão; 2) anestesia condutiva - bloqueia os nervos que conduzem os impulsos desde a fonte da lesão até aos neurónios aferentes da medula espinal; 3) anestesia epidural - bloqueia os nervos espinais ao nível das raízes posteriores da medula espinal; 4) anestesia subaracnóidea ou raquidiana - bloqueia o trato espinotalâmico; 5) analgesia central - bloqueia a atividade das estruturas do SNC responsáveis pela condução dos impulsos de dor, ou aumenta a atividade dos seus próprios sistemas antinociceptivos; 6) anestesia ou anestesia geral - bloqueia os neurónios da PMA que recebem os impulsos dos nociceptores.

Aula 35.

<u>Tópico: Processos que ocorrem na PMA, suas propriedades.</u>

<u>Tipos de GND de acordo com I.P. Pavlov e Eysenck. Reflexos</u>

<u>condicionados e mecanismos da sua formação. O conceito de</u>

<u>estereótipo dinâmico.</u>

Objetivo - conhecer o conceito de GND, o papel do reflexo condicionado como forma de adaptação humana a condições de existência variáveis, as regularidades da formação de reflexos condicionados, o papel do estereótipo dinâmico na aprendizagem e aquisição de competências laborais, os tipos de GND e a sua classificação.

Objectivos -.

(a) Definir reflexos condicionados e revelar os mecanismos da sua formação;

b) mostrar a diferença entre reflexos condicionados e incondicionados;

c) Especificar as formas de desenvolvimento de reflexos condicionados de diferentes ordens;

d) revelar as características do estereótipo dinâmico e o seu papel na aprendizagem e na aquisição de competências laborais, os tipos de GND e a sua classificação;

e) indicar as particularidades dos tipos de GND segundo I.P. Pavlov e Eysenck;

(e) Indique a correlação hipocrática entre os tipos de GND e o temperamento.

Conteúdo:

Os tipos de GND são um conjunto de propriedades dos processos nervosos que ocorrem no córtex dos grandes hemisférios. Existem dois

147

processos no córtex - excitação e inibição. Ao estudar estes processos, I.P. Pavlov identificou três propriedades para cada processo: 1) a força é estimada pelo limite da capacidade de trabalho das células corticais e pelo desenvolvimento da inibição pessimista. De acordo com esta propriedade, distinguem-se os tipos fortes e fracos; 2) o equilíbrio é determinado pela relação entre a força dos processos excitatórios e inibitórios. Esta propriedade distingue entre tipos equilibrados e desequilibrados; 3) a mobilidade dos processos nervosos é determinada pela velocidade (velocidade) da mudança de excitação por inibição e vice-versa. Esta propriedade distingue entre tipos móveis e inertes.

De acordo com a totalidade das três propriedades, distinguem-se 4 tipos de GND:

1) forte, móvel, desequilibrado, com predomínio de processos de excitação (tipo "sem restrições");

2) forte, ágil, equilibrado (tipo "vivo");

3) forte, sedentário (inerte), equilibrado (tipo "calmo" ou "inerte");

4) fraco - todas as propriedades são expressas de forma fraca ("estufa"), indeciso, pronto a reagir a uma grande variedade de sinais insignificantes. Uma breve caraterização dos tipos de DPN segundo I.P. Pavlov pode ser apresentada da seguinte forma: no córtex dos grandes hemisférios (HPA) existem dois processos - excitação e inibição. Cada um destes processos é caracterizado por três propriedades: força, mobilidade (velocidade de mudança do processo de excitação pela inibição e vice-versa), equilíbrio (determinado pela correspondência da força dos processos excitatórios e inibitórios). Por cada propriedade separadamente, todas as pessoas são divididas em dois tipos: pela força - fortes e fracas; pela mobilidade - móveis e sedentárias (inertes); pela postura - equilibradas e desequilibradas (descontroladas). De acordo com a totalidade das três propriedades, todas as pessoas podem ser divididas em

quatro tipos de GND. O primeiro tipo é forte, móvel e equilibrado, ou animado. O segundo tipo é forte, móvel e desequilibrado, ou seja, desenfreado. O terceiro tipo é forte, pouco ágil e equilibrado, ou inerte. O quarto tipo é fraco.

Correspondência dos tipos de VND nos temperamentos de IP Pavlov em Hipócrates: 1 tipo corresponde ao colérico, 2 tipo - sanguíneo, 3 tipo - fleumático e 4 tipo - melancólico.

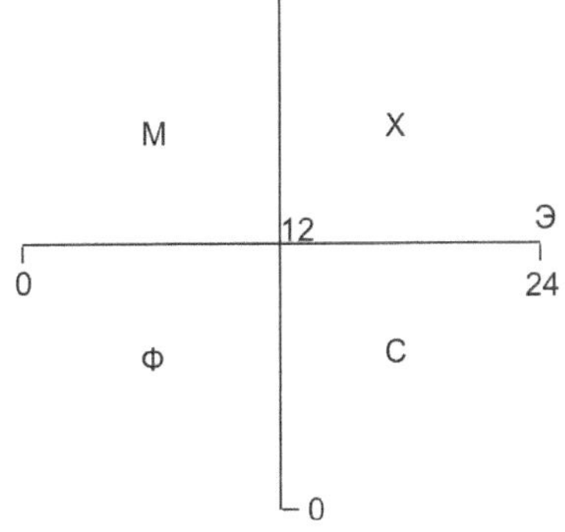

Os tipos de GND podem ser determinados através do teste de Eysenck, que utiliza 57 afirmações:

Este diagrama reflecte o método de determinação da extroversão-introversão de acordo com Eysenck, os tipos de GND de acordo com I.P. Pavlov e os temperamentos de acordo com Hipócrates. O eixo das abcissas reflecte o grau de expressão da extroversão: o número de pontos de 0 a 11 - são os introvertidos; de 13 a 24 - são os extrovertidos. O eixo das ordenadas reflecte o grau de neuroticismo (estabilidade dos processos nervosos no córtex dos grandes hemisférios): o número de pontos de 0 a 11 - com processos nervosos estáveis; de 13 a 24 - com processos nervosos instáveis. A escala de Eysenck de extroversão-introversão reflecte a propriedade de mobilidade dos processos nervosos de acordo com I.P. Pavlov. A escala de Eysenck de neuroticismo reflecte a propriedade de processos nervosos equilibrados de acordo com I.P. Pavlov. O quadrado inferior direito indica um extrovertido estável (sanguíneo segundo Hipócrates, forte móvel, tipo equilibrado segundo I.P. Pavlov). O quadrado superior direito indica um extrovertido instável (colérico segundo Hipócrates, móvel forte, tipo desequilibrado segundo I.P.

149

Pavlov). O quadrado inferior esquerdo testemunha um introvertido estável (fleumático segundo Hipócrates, sedentário forte, tipo equilibrado segundo I.P. Pavlov). O quadrado superior esquerdo indica um introvertido instável (melancólico segundo Hipócrates, tipo fraco segundo I.P. Pavlov).

24 afirmações que caracterizam a extroversão e a introversão, ou seja, a análise destas afirmações permite avaliar a mobilidade dos processos nervosos. Esta escala distingue os extrovertidos (móveis) dos introvertidos (mobilidade pouco expressa, inércia); 24 afirmações (escala de neuroticismo) que caracterizam a estabilidade dos processos nervosos (equilíbrio). Esta escala distingue as pessoas com processos nervosos estáveis das instáveis; 9 afirmações caracterizam a falsidade; são utilizadas para determinar o grau de preparação do sujeito para o teste. Assim, de acordo com duas escalas (extroversão-introversão e neuroticismo) do teste de Eysenck, podemos distinguir 4 tipos: 1) extrovertido instável (tipo 1 segundo I.P. Pavlov, colérico segundo Hipócrates); 2) extrovertido estável (tipo 2 segundo I. P. Pavlov, colérico segundo Hipócrates); 2) extrovertido estável (tipo 2 segundo I.P. Pavlov, sanguíneo segundo Hipócrates); 3) introvertido estável (tipo 3 segundo I.P. Pavlov, fleumático segundo Hipócrates) e 4) introvertido instável (tipo 4 segundo I.P. Pavlov, melancólico segundo Hipócrates). A correspondência entre os tipos de PND de I.P. Pavlov, os temperamentos hipocráticos e a expressão de extroversão-introversão está reflectida na tabela seguinte:

Типы Св-ва			I	II	III	IV
П А В Л О В		С	+	+	+	−
		П	+	+	−	−
		У	+	−	+	−
АЙЗЕНК	Э	э	+	+	−	−
		и	−	−	+	+
	Н	с	+	−	+	
		нс	−	+	−	+
ГИПОКРАТ			С	Х	Ф	М

Este quadro mostra a interação entre os tipos de DPN segundo Pavlov, a extroversão-introversão segundo Eysenck e os temperamentos segundo Hipócrates. Hipócrates distinguiu quatro temperamentos pela proporção dos diferentes fluidos corporais: sanguíneo (Sa), colérico (X), fleumático (F) e melancólico (M). I.P. Pavlov distinguiu quatro tipos de GND pelas propriedades dos processos de excitação e inibição na PMA. I.P. Pavlov distinguiu três propriedades: força dos processos excitatórios e inibitórios (S), mobilidade (M) e equilíbrio destes processos (E). Como se pode ver no quadro, o primeiro tipo (I) é forte, móvel e equilibrado, ou seja, calmo; o segundo tipo (II) é forte, móvel, mas desequilibrado com predominância de processos de excitação, ou seja, sem controlo; o terceiro tipo (III) é forte, sedentário e equilibrado, ou seja, inerte; o quarto tipo (IV) é fraco, ou seja, todas as propriedades são fracamente expressas. Eysenck atribuiu duas propriedades para a caraterização dos tipos de pessoas: 1) expressão da extroversão-introversão (E), com base na qual todas as pessoas podem ser divididas em extrovertidas e introvertidas; 2) neuroticismo (N), ou seja, estabilidade dos processos nervosos, com base na qual todas as pessoas podem ser divididas em estáveis e instáveis. De acordo com a totalidade destas propriedades, todas as pessoas podem ser divididas em quatro tipos: 1) extrovertido estável; 2) extrovertido instável; 3) introvertido estável; 4) introvertido instável. O quadro mostra que a extroversão-introversão segundo Eysenck corresponde à mobilidade dos processos nervosos segundo I.P. Pavlov, e o neuroticismo segundo Eysenck corresponde ao equilíbrio dos processos nervosos segundo I.P. Pavlov. Assim, o primeiro tipo de acordo com I.P. Pavlov é um sanguíneo de acordo com Hipócrates, ou um extrovertido estável de acordo com Eysenck; o segundo tipo de acordo com I.P. Pavlov é um colérico de acordo com Hipócrates, ou um extrovertido instável de acordo com Eysenck; o terceiro tipo de acordo com I.P. Pavlov é um sanguíneo de acordo com I.P. Pavlov.O terceiro tipo, segundo I.P. Pavlov, é fleumático, segundo Hipócrates, ou introvertido estável, segundo Eysenck; o quarto tipo, segundo I.P. Pavlov, é melancólico, segundo Hipócrates, ou introvertido instável, segundo Eysenck.

Atividade reflexa condicionada da PMA. Inibição do GND

Reflexo condicionado - 1) é uma síntese de dois ou mais reflexos incondicionais (Asratyan). Desta definição resulta o seguinte: a) qualquer reflexo condicionado desenvolve-se a partir de um reflexo incondicionado (como existem muitos reflexos incondicionados, também podem ser desenvolvidos muitos reflexos condicionados); b) é necessária a ação simultânea de dois ou mais estímulos para a formação de um reflexo condicionado; 2) é uma resposta adquirida, individual e temporária a um estímulo indiferente (condicionado, inadequado) com participação obrigatória do córtex dos grandes hemisférios; 3) são reacções que surgem em determinadas condições. As principais diferenças entre os reflexos condicionados e incondicionados são: 1) os reflexos incondicionados são inatos (hereditários), ou seja, esses reflexos são geneticamente predeterminados, e os reflexos condicionados são adquiridos - surgem se as condições para sua ocorrência forem satisfeitas; 2) pela prevalência - os reflexos incondicionados são espécie-específicos, característicos de toda a espécie, e os reflexos condicionados são individuais, surgem apenas naqueles em que as condições para sua ocorrência foram satisfeitas; 3) permanência - os reflexos incondicionais são permanentes, enquanto os reflexos condicionados são temporários, desaparecem se as condições para a sua ocorrência não forem observadas durante muito tempo; 4) estímulo - os reflexos incondicionais surgem perante estímulos adequados (incondicionais, significativos), enquanto os reflexos condicionados surgem perante estímulos inadequados (condicionais, insignificantes); 5) sobre a participação dos departamentos do SNC - os reflexos incondicionais surgem com a participação dos departamentos inferiores e superiores do SNC, e os reflexos condicionados - com a participação obrigatória do córtex dos grandes hemisférios (departamentos superiores do SNC). Condições necessárias para o desenvolvimento de um reflexo condicionado: 1) reforço, ou seja, para a formação de um reflexo condicionado é necessário reforçar a ação de um estímulo condicionado (inadequado) com a ação de um estímulo incondicionado (adequado). Quando se utiliza um estímulo condicionado isolado, não há reação. No caso da ação simultânea de estímulos condicionados e incondicionados (reforço), ocorre uma reação. O aparecimento de uma reação a um estímulo condicionado isolado após um reforço repetido (7-10 vezes) indica a formação de um reflexo condicionado. De acordo com o tipo de reforço, distinguem-se os reflexos condicionados de primeira ordem (reforço de um sinal condicionado pela ação de um estímulo incondicionado), os reflexos condicionados de segunda ordem e os de ordem superior (no ser humano 6-7). Ao desenvolver um reflexo condicionado de segunda ordem, é utilizado um novo sinal condicionado, cuja ação é reforçada por um estímulo condicionado (neste caso, actua como um estímulo incondicional) ao desenvolver um reflexo condicionado de primeira ordem. No desenvolvimento de um reflexo condicionado de terceira ordem, utiliza-se um novo sinal condicionado, cuja ação é reforçada por um estímulo condicionado (neste caso, desempenha o papel de estímulo incondicional) no desenvolvimento de um reflexo condicionado de segunda ordem, etc.; 2) o reforço exige a antecipação da ação do estímulo condicionado, ou seja, para a formação de um reflexo condicionado, actua-se primeiro sobre o estímulo condicionado, seguido do estímulo incondicional; 3) a força do estímulo condicionado deve ser mais fraca do que a força do estímulo incondicional; 4) o estado ativo do córtex dos grandes hemisférios, o estado do estímulo incondicionado e o estímulo condicionado devem ser mais fracos do que o estímulo incondicionado. Mecanismo de ocorrência do reflexo condicionado: 1) de acordo com I.P. Pavlov. De acordo com a definição de E. Asratyan, um reflexo condicionado é uma síntese de dois ou mais reflexos incondicionais. Desta definição resulta que: 1) um reflexo condicionado é realizado com a participação obrigatória do córtex dos grandes hemisférios - a PMA (a síntese é realizada na PMA); 2) qualquer reflexo condicionado é realizado com base num reflexo incondicionado, pelo que qualquer reflexo incondicionado pode ser condicionado. Com base em dois reflexos incondicionados (pestanejar, secreção salivar) podem ser desenvolvidos dois reflexos condicionados (pestanejar e secreção salivar). O reflexo incondicionado de pestanejar é realizado sob a ação de um estímulo luminoso forte. O reflexo condicionado de pestanejar realiza-se sob a ação de um estímulo alimentar fraco. O reflexo salivar incondicionado realiza-se perante um estímulo alimentar forte, e o reflexo salivar condicionado - perante um estímulo luminoso fraco. Vamos considerar o mecanismo de ocorrência do reflexo salivar condicionado. Para o efeito, conduzimos o reforço da seguinte forma: após um estímulo luminoso fraco, actuamos com um estímulo alimentar forte. Neste caso, dois focos de excitação (excitação fraca e forte) aparecem simultaneamente na PMA. De acordo com o princípio da dominância, a excitação fraca espalha-se em direção à excitação forte. Com o reforço repetido, ocorre uma ligação temporária entre os dois centros no córtex dos grandes hemisférios. A formação de uma ligação temporária é evidenciada pela presença de salivação aquando da ação isolada de um estímulo condicionado luminoso fraco. Neste caso, o estímulo luminoso provoca uma excitação na PMA, que se propaga através de uma ligação temporária ao centro que percepciona o estímulo alimentar, a partir do qual chegam impulsos às glândulas salivares e ocorre o reflexo salivar.

Assim, durante o reforço no córtex dos grandes hemisférios existem dois focos de excitação (o centro que percepciona o estímulo condicionado e o centro que percepciona o estímulo incondicionado), sendo um deles dominante (o centro que percepciona o estímulo incondicionado, uma vez que a sua força foi superior à força do estímulo condicionado), formando-se o fenómeno de retratação de vias devido à transição da excitação do centro que percepciona o estímulo condicionado para o centro que percepciona o estímulo incondicionado. Como resultado do reforço repetido, forma-se uma ligação temporária entre o centro que percepciona o estímulo condicionado e o centro que percepciona o estímulo incondicionado. A formação de uma ligação temporária é evidenciada pela aplicação isolada de um estímulo condicionado, em que a excitação do centro que percepciona o estímulo condicionado se propaga através de uma ligação temporária ao centro que percepciona o estímulo incondicionado e ocorre uma resposta através de vias eferentes (por exemplo, secreção de saliva à ação de um estímulo luminoso); 2) segundo P.K. Anokhin.

O diagrama mostra o mecanismo de um reflexo condicionado de acordo com a teoria convergente de P.K. Anokhin. A ação simultânea de

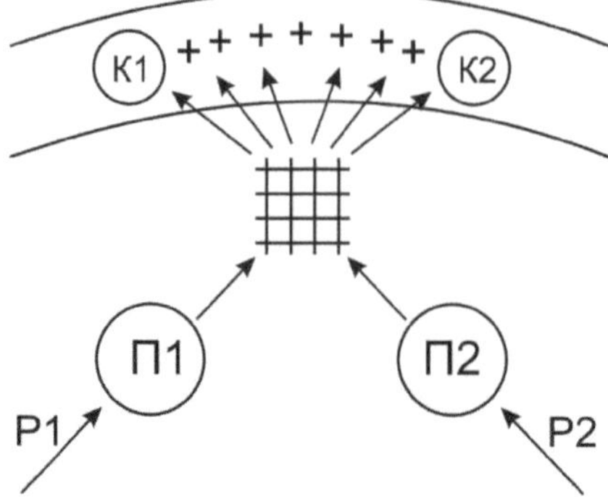

estímulos condicionados (P1) e incondicionados (P2) (reforço) excita os centros subcorticais (P1 e P2), resultando no envolvimento da formação reticular (FR). Da FR partem duas correntes de impulsos (ocorre convergência) para o córtex dos grandes hemisférios, onde a excitação ocorre simultaneamente desde o centro que percepciona o estímulo condicionado (K1) até ao centro que percepciona o estímulo incondicionado (K2). Com o reforço repetido, ocorre uma ligação temporal entre K1 e K2 no córtex dos grandes hemisférios, resultando numa resposta a um estímulo condicionado isolado. Com o reforço repetido, ocorre uma conexão temporal entre os dois centros.

Aula 36.

<u>Tópico: Inibição no GND: tipos e mecanismo de sua ocorrência. Sono e sonhos. Bases fisiológicas dos estados hipnóticos.</u>

Objetivo - conhecer as bases fisiológicas e as características dos diferentes tipos de inibição do GND e o seu papel adaptativo.

Objectivos -.

(a) Indicar as principais teorias do sono;

b) mostrar a interação da PMA, das partes hipotalâmicas do cérebro e da RF nos mecanismos do sono e da vigília (P.K. Anokhin);

c) revelar as fases fisiológicas e os tipos de sono; mostrar as bases fisiológicas dos sonhos e dos estados hipnóticos.

Conteúdo:

Inibição da atividade nervosa superior - existem dois tipos de inibição do GND: 1) incondicional, ou externa e 2) condicional, ou interna. A inibição incondicional é dirigida aos neurónios que formam o centro de um determinado reflexo. A inibição condicional é dirigida à conexão temporal no córtex dos grandes hemisférios. Distinguem-se os seguintes tipos de inibição incondicional: 1) inibição externa - surge como resultado de um estímulo externo adicional: a) inibição externa extintiva, quando um estímulo adicional produz um reflexo de orientação que provoca a inibição da atividade reflexa condicionada do córtex dos grandes hemisférios. Com a aplicação repetida deste estímulo, a reação inibitória desaparece; b) inibição externa permanente, quando um estímulo adicional provoca um efeito nocivo (dor) e ocorre a inibição da atividade reflexa condicionada do córtex dos grandes hemisférios; 2) inibição limite (de guarda segundo I.P. Pavlov) - ocorre sob a ação de um estímulo prolongado ou sob a ação de estímulos superfortes e tem um carácter de guarda. Para o aparecimento da inibição externa é necessário

157

um estímulo adicional, sendo que a inibição inibitória ocorre sob a ação do mesmo estímulo que provoca a atividade reflexa condicionada.

Para a inibição condicionada é necessário desenvolver primeiro um reflexo condicionado (uma ligação temporária no córtex dos grandes hemisférios). A principal condição para a ocorrência da inibição condicionada é a cessação do reforço do sinal condicionado pela ação do sinal incondicionado. Dependendo da forma como o reforço é terminado, distinguem-se os seguintes tipos de inibição condicionada:

1) inibição por extinção - ocorre com a cessação completa do reforço do sinal condicionado pela ação do estímulo incondicional, após uma longa aplicação isolada do sinal condicionado (sem reforço) o reflexo desaparece.

2) inibição retardada - ocorre devido a um reforço retardado. Após o desenvolvimento de um reflexo condicionado, continuamos a reforçar periodicamente o sinal condicionado com a ação do sinal incondicionado, mas com um atraso, pelo que na aplicação isolada do sinal condicionado, o reflexo não surge imediatamente, mas com algum atraso.

3) travão condicionado - após o desenvolvimento de um reflexo condicionado, juntamos outro estímulo (indiferente) ao sinal condicionado sem reforço nesta combinação. Muito rapidamente haverá um reflexo à aplicação isolada do sinal condicionado, mas em combinação com outro estímulo não há reação. Este outro estímulo é um travão condicionado para o sinal condicionado principal e o reflexo condicionado pára;

4) A inibição por diferenciação assegura a distinção de sinais de natureza próxima, um dos quais é reforçado pela ação de um estímulo incondicionado e o outro não. Com o reforço repetido, desenvolvemos um reflexo condicionado ao som de 10000 Hz. Após o desenvolvimento do reflexo condicionado, a reação ocorre à ação do som de 8000 Hz. No

futuro, a ação do som de 10000 Hz será periodicamente reforçada pela ação do estímulo incondicionado, e a ação do som de 8000 Hz não será reforçada. Como resultado, a reação apenas a 10000 Hz (D) é preservada, e a reação ao som de 8000 Hz desaparece, ou seja, ocorre a inibição da diferenciação.

O sono é uma das variedades de inibição do GND. O sono é um processo fisiológico periódico caracterizado pela paragem da consciência e por um enfraquecimento significativo da ligação do organismo com o ambiente externo. O sono é uma inibição do córtex dos grandes hemisférios e das estruturas subcorticais do cérebro com preservação da excitação nos centros vitais. O sono é uma forma especial de atividade do córtex dos grandes hemisférios quando não são recebidos sinais dos analisadores. Ao registar o eletroencefalograma durante o sono, verificou-se que durante o sono se podem refletir as quatro ondas, que diferem em frequência e amplitude (a amplitude diminui com o aumento da frequência): 1) ritmo alfa (frequência 8-13 Hz, amplitude de cerca de $50\mu V$), encontrado em pessoas saudáveis de olhos fechados no estado de vigília; 2) ritmo beta (frequência 14-40 Hz, amplitude até $15\mu V$), encontrado em pessoas saudáveis de olhos abertos no estado de vigília; 3) ritmo teta (frequência 4-6 Hz, amplitude $100\mu V$); ritmo delta (frequência 0,5-3 Hz, amplitude superior a $100\mu V$). Os ritmos teta e delta encontram-se na anestesia profunda, na hipoxia cerebral e no sono profundo. Convencionalmente, os ritmos do EEG podem ser divididos em ritmos rápidos (alfa e beta) que ocorrem no estado de vigília e ritmos lentos (teta e delta) que ocorrem no sono profundo.

Assim, distinguem-se dois tipos de sono de acordo com as ondas no EEG: 1) sono de ondas lentas, em que os ritmos teta e delta (ondas lentas) são predominantemente registados no EEG. Este tipo de sono caracteriza-se por uma diminuição da frequência respiratória, da frequência cardíaca, do tónus muscular, predomina a formação de ATP e os processos anabólicos, aumenta a secreção de STG, de melatonina, de paratgormona e de ADH. Neste tipo de sono há sonhos de natureza lógica, associados à atividade do hemisfério esquerdo, notam-se sonambulismo, sonilóquio, pesadelos e terrores noturnos, ranger de dentes; 2) sono rápido (sono paradoxal; sono acompanhado de movimentos rápidos dos olhos - BDG-sleep) - caracteriza-se por um estado paradoxal do organismo: em comparação com o repouso no estado de vigília, neste tipo de sono algumas funções são activadas, outras são inibidas. Este tipo de sono caracteriza-se por uma "tempestade vegetativa" (aumento da FC, da PA, da frequência respiratória, do fluxo sanguíneo pélvico e genital) e por movimentos rápidos do globo ocular, aparecendo ondas rápidas (alfa e beta) no EEG. Neste tipo de sono, 80% das pessoas têm sonhos vívidos, imaginativos e emocionais, associados à ativação do hemisfério direito; a informação é transferida para a memória de longo prazo. Neste tipo de sono, verifica-se uma diminuição máxima do tónus dos músculos esqueléticos dos membros e do tronco, uma diminuição da temperatura corporal, da secreção de STH e de melatonina, uma diminuição acentuada da atividade secretora e peristáltica do tubo digestivo.

De acordo com I.M. Sechenov, os sonhos são combinações sem precedentes de impressões anteriores. Desta definição resulta que: 1) podemos ver num sonho o que já vimos no estado de vigília (impressões antigas); 2) uma pessoa cega de nascença "vê" num sonho apenas sons, e um surdo-mudo de nascença vê imagens visuais sem acompanhamento sonoro. Cada pessoa tem 4-5 sonhos durante o sono - isto está relacionado com a quantidade de sono de início rápido. A recordação dos sonhos ocorre quando uma pessoa acorda após um sono do tipo REM. As pessoas que acordam durante o tipo de sono de ondas lentas afirmam que não sonham de todo ou que vêem sonhos muito raramente. Durante o sonho, o fluxo sanguíneo cerebral aumenta, a frequência das descargas de impulsos do tronco cerebral, do córtex cerebral e do tálamo aumenta. Os sonhos são acompanhados de movimentos rápidos dos olhos e de alterações pronunciadas dos índices autonómicos. A origem dos sonhos pode ser explicada pela ativação de vestígios da memória de longo prazo associados a impressões, mesmo acidentais, de há muito tempo atrás, enquanto as impressões do dia anterior têm pouca influência no conteúdo dos sonhos.

Hipnose vem do grego e significa sono. A era científica da hipnose está associada ao nome do cirurgião inglês D. Breda, que afirmou que a hipnose não é mais do que um sono nervoso. De acordo com I.P. Pavlov - trata-se de um sono parcial, neste caso no córtex dos grandes hemisférios mantém-se um foco de excitação formado pelo hipnotizador e através deste foco de excitação o hipnotizador pode afetar a função de qualquer formação subcortical. A este foco de excitação, I.P. Pavlov chamou centro de vigilância ou zona de informação. No ser humano, distinguem-se três fases de hipnose: superficial, média e profunda (fase de sonambulismo). A hipnose é muito utilizada em medicina para tratar doenças associadas a perturbações funcionais, pode ser utilizada como agente anestésico, bem como para o tratamento de todo o tipo de síndromes histéricas (paralisia histérica, cegueira histérica, etc.). Na hipnose formam-se relações dinâmicas complexas entre a esfera consciente e a inconsciente.

Aula 37.

**<u>Tema: As emoções, a sua importância para o organismo,
classificação, teorias de surgimento.</u>**

Objetivo - conhecer as bases fisiológicas e as características das emoções.

Objectivos -.

(a) Descobrir as componentes autonómicas e somáticas da emoção;

b) apresentar uma classificação das emoções;

c) mostrar a participação das estruturas centrais na formação das emoções;

Conteúdo:

Emoção vem do latim *emoveo, emovere - excitar, animar. As emoções* são reacções subjectivas a estímulos externos e internos, incluindo os resultados da própria atividade, acompanhadas de experiências subjectivas expressas. As emoções são funções mentais especiais de uma pessoa. A emoção é uma relação entre a necessidade real e a probabilidade de satisfação dessa necessidade: com o aumento da probabilidade de satisfação dessa necessidade real há emoções positivas, e com a diminuição da probabilidade de satisfação da necessidade real há emoções negativas. O significado biológico das emoções é o facto de cumprirem uma função de sinalização e regulação. A função de sinalização consiste no facto de assinalarem a utilidade ou a nocividade de uma determinada influência sobre um organismo, bem como o sucesso ou insucesso da ação realizada. A função reguladora da emoção consiste no facto de formar a atividade para parar ou reforçar a ação dos estímulos.

Teorias das emoções - I. Teoria periférica (W. James, C. Lange): segundo esta teoria, as emoções devem-se à consciência da atividade dos

162

sistemas viscerais e somáticos. "Choramos não porque estamos tristes, mas estamos tristes porque choramos". De acordo com esta teoria, é primário que choremos e o facto de nos apercebermos que choramos contribui para a ocorrência da emoção de tristeza, ou seja, são primárias as alterações nos órgãos periféricos e o facto de nos apercebermos dessas alterações provoca a ocorrência de emoções. II. As teorias centrais consideram as emoções como resultado da ativação de estruturas cerebrais: a) talâmica - a excitação, que chega ao tálamo, divide-se em duas correntes - uma vai para o córtex e causa experiências subjectivas (emoções), e a segunda vai para o hipotálamo e causa reacções fisiológicas (W. Kennon, V.M. Bekhterev); b) hipotalâmico - centros de prazer e punição (W. Hess, D. Olds); c) sistema límbico (hipocampo, corpos mamilares, núcleos talâmicos anteriores, giro cingulado). Atualmente, o papel das diferentes estruturas cerebrais na formação das emoções pode ser sistematizado da seguinte forma 1) o hipotálamo é a principal estrutura que forma as necessidades reais do organismo e as emoções: os núcleos laterais formam as emoções positivas e os núcleos mediais formam as emoções negativas; 2) o corpo amigdalóide do lobo temporal fornece a atribuição da motivação dominante. A estimulação eléctrica da amígdala é acompanhada pelo aparecimento de emoções como o medo, a cólera e a raiva. A remoção da amígdala suprime a agressividade; 3) hipocampo - aqui é formada a memória das emoções vividas; 4) córtex frontal está envolvido na formação de emoções mais elevadas relacionadas com as relações sociais e a criatividade; 5) córtex temporal está envolvido no reconhecimento das reacções emocionais de outras pessoas; 6) giro cingulado tem as ligações mais extensas com outras partes do cérebro, está envolvido na coordenação de outros sistemas cerebrais envolvidos na formação de emoções; 7) sistema límbico: (a) A maior parte das estruturas acima referidas faz parte do círculo límbico de Peipetz (do hipocampo, passando pela abóbada, até aos corpos mamilares, destes até aos núcleos anteriores do tálamo, destes até ao giro cingulado e deste até ao giro parahipocampal, voltando ao hipocampo). Este círculo desempenha um papel importante na formação das emoções, na aprendizagem e na memória; b) o outro círculo límbico (da amígdala aos corpos mamilares do hipotálamo, destes à zona límbica do mesencéfalo e de volta à amígdala) está envolvido na formação das emoções que acompanham as reacções agressivo-defensivas, alimentares e sexuais; 8) o papel dos hemisférios esquerdo e direito: a) o hemisfério esquerdo controla as emoções positivas, responde mais rapidamente aos diapositivos que exprimem alegria, reduz o grau de ansiedade; b) o hemisfério direito provoca uma mudança para as emoções negativas, responde mais rapidamente aos diapositivos que exprimem tristeza, reconhece a entoação emocional do discurso e a coloração da voz. O papel dos diferentes neurotransmissores na formação das emoções deve também ser assinalado: 1) a estimulação dos sistemas adrenérgico (mancha azul), dopaminérgico (substância negra) e serotoninérgico (substância cinzenta central) do cérebro (aumento do teor de noradrenalina, serotonina e dopamina) é acompanhada pela formação de emoções positivas; 2) a diminuição do nível de noradrenalina e dopamina conduz a sentimentos de saudade, ansiedade e medo; 3) a acetilcolina é um mediador desencadeador do comportamento agressivo, enquanto a serotonina inibe a agressão; 4) as endorfinas e as encefalinas exercem a sua influência através de receptores opiáceos e estão envolvidas na formação de emoções positivas durante as reacções de orientação e exploração. III. A teoria biológica (P.K. Anokhin, 1948), que considera as emoções do ponto de vista dos sistemas funcionais do organismo e como que une todas as teorias (p.81, Fig.Zh5). O mecanismo de desencadeamento, de acordo com esta teoria, é o desvio de um resultado adaptativo útil final (KPPP) do nível ótimo, que forma uma necessidade real do organismo, que pode ser satisfeita pelas reservas funcionais do organismo através da alteração da função dos efectores correspondentes (neste caso, não há emoção). Se esta necessidade não for satisfeita através da alteração do funcionamento de todos os efectores responsáveis por este KPPP, então as estruturas cerebrais pertencentes ao círculo de Peipets são envolvidas no processo, o que leva a uma emoção negativa e o córtex dos grandes hemisférios é envolvido no processo (devido a impulsos do giro cingulado), e ocorre um comportamento intencional. No caso de um comportamento adequado, a necessidade real do organismo é satisfeita (o CPPP volta ao nível ótimo) e a emoção negativa é substituída por uma positiva. IV. Teoria da necessidade-informação (P.V. Simonov, 1984) - de acordo com esta teoria, para satisfazer qualquer necessidade efectiva do organismo, é necessária determinada informação (informação necessária - IN). Neste caso, o organismo tem informação existente (inclui conhecimentos, capacidades, recursos energéticos, tempo, que o organismo tem para satisfazer a sua necessidade - IS). As emoções positivas surgem se a probabilidade de atingir o objetivo aumentar, quando a IS é superior à IN. As emoções negativas surgem quando a probabilidade de atingir o objetivo diminui, quando IS é maior do que IN.

Mudanças autonómicas nas emoções. Está estabelecido que no medo ficamos pálidos, as pupilas dilatam-se, o suor aparece, a boca seca. Na alegria, o rosto fica vermelho. Em 1878, foi descoberto pela primeira vez o efeito: se um gato for amarrado à máquina para mostrar a um cão, este detecta açúcar na urina. W. Kenon, em 1923, deu uma resposta a este fenómeno através da ativação da secção simpática do SNA. O sistema nervoso simpático fornece a atividade do organismo destinada a uma adaptação urgente às condições alteradas, como se preparasse o corpo para a defesa, o ataque, o trabalho.

O sistema parassimpático assegura as funções necessárias para restabelecer o equilíbrio perturbado do organismo, para recuperar a sua força e os seus recursos.

A universalidade das emoções reside no facto de serem capazes de unir todos os sistemas funcionais capazes de dar uma resposta holística do organismo a este ou aquele impacto.

P.V. Simonov - as emoções são um mecanismo especial para compensar a falta, a deficiência de informação necessária para o organismo organizar acções de modo a satisfazer uma determinada necessidade. Assim, o medo é uma emoção que resulta da falta de informação necessária para assegurar uma defesa bem sucedida contra o inimigo. Raiva - falta de informação para organizar uma luta bem sucedida. Medo - falta de informação sobre a origem e a dimensão de uma ameaça inesperada. As emoções positivas, segundo Simonov, surgem quando o cérebro recebe informação excessiva em comparação com a esperada. Uma vez que o hipotálamo está ativamente envolvido na formação da emoção, qualquer emoção é acompanhada por uma componente autonómica. Intimamente relacionada com a função do sistema nervoso simpático está a função da camada cerebral das glândulas supra-renais, libertando adrenalina e noradrenalina - ritmo cardíaco, libertação de açúcar do depósito (hiperglicemia). Relacionada com a função do sistema nervoso parassimpático está a função do pâncreas, que segrega insulina, que se liga à glucose e a transfere para o depósito. Assim, durante a emoção, há uma ativação de dois sistemas no organismo: 1) simpático-adrenal e 2) vagoinsulínico. Verificou-se que em diferentes animais, durante as emoções, há predominantemente efeitos simpáticos (em cães e gatos) ou parassimpáticos (em coelhos). A natureza da emoção pode determinar o tipo de resposta autonómica: no medo e na raiva, prevalecem as reacções simpáticas, e nas emoções agradáveis, prevalecem as reacções parassimpáticas (no medo ficamos pálidos, e no elogio ficamos corados). Durante as emoções, ambos os sistemas são activados, mas um deles prevalece. A observação de cientistas britânicos durante a guerra em abrigos anti-bombas mostrou que algumas pessoas com medo empalideciam, outras coravam. Verificou-se que a mesma emoção pode ter efeitos vegetativos diferentes, dependendo da ação subsequente a que está associada. Se a emoção do medo termina em fuga, o sistema simpático predomina. Se o medo estiver associado ao congelamento no local - as mudanças parassimpáticas. Assim, as alterações autonómicas são formadas não só com base na experiência emocional, mas também em relação à necessidade futura do organismo neste ou naquele comportamento.

Descobriu-se que, em diferentes emoções, existem diferentes rácios de secreção de adrenalina e noradrenalina. Nos animais em estado de medo e ansiedade, prevalece a produção de adrenalina; no comportamento agressivo - noradrenalina. As alterações endócrinas e vegetativas durante as emoções constituem a base do stress emocional.

Aula 38.

Tema: Motivações biológicas, teorias sobre a sua origem. A toxicodependência como um dos tipos de motivação patológica, mecanismos. Importância das zonas de início e de paragem, receptores opiáceos

Objetivo - conhecer a base fisiológica das motivações biológicas, o papel preponderante das necessidades internas na formação das motivações biológicas. Conhecer as bases fisiológicas subjacentes ao aparecimento da toxicodependência.

Objectivos -.

(a) Analisar as teorias existentes sobre o aparecimento de motivações biológicas;

b) indicar o papel das necessidades internas na formação das motivações biológicas.

(c) Identificar o papel das necessidades internas na formação da toxicodependência;

d) Indicar a importância das zonas de início e de paragem e dos receptores opiáceos na formação da toxicodependência.

Conteúdo:

Quando surge uma necessidade interna, ocorre uma excitação motivacional, que leva à formação de ARD. Depois disso, os sistemas corporais que deveriam levar à satisfação dessa necessidade começam a ser activados. O esgotamento das reservas internas leva a um comportamento intencional dos animais no ambiente. Esta procura pára quando existe um reforço adequado, ou seja, quando os parâmetros do reforço coincidem com os parâmetros do modelo ARD que surgiu com base na excitação motivacional. O resultado desta coincidência são as emoções positivas.

Qualquer necessidade interna é específica e, por isso, a procura é direccionada para estímulos especiais que satisfaçam essa necessidade interna. O exemplo de Wilkins e Richter (1940) é muito caraterístico a este respeito: observaram um rapaz com um tumor congénito das glândulas supra-renais - o seu organismo era incapaz de reter iões de sódio. Desde o nascimento, esta criança era ansiosa e não se acalmava depois de comer alimentos normais. Mais tarde, começou a preferir alimentos salgados e aprendeu rapidamente a pedir sal com gestos. É caraterístico o facto de a primeira palavra que lhe foi pronunciada ter sido "sal". A comida salgada e tudo o que está relacionado com o sal tornaram-se para esta criança o principal objetivo da sua curta vida.

A este respeito, a experiência desenvolvida no laboratório de P.K. Anokhin é indicativa. Foram seleccionados quatro grupos de ratos: 1) estes ratos foram privados de comida durante 1-2 dias; 2) - foram privados de água durante o mesmo período; 3) foram alimentados com comida salgada durante este período; 4) as glândulas supra-renais foram removidas destes ratos. Após esta preparação, os animais são colocados na gaiola onde lhes é oferecida uma escolha de comida, água e sal. Após um curto período de tempo, os animais ocupam o seu lugar de acordo com a sua motivação dominante, ou seja, onde têm a oportunidade de satisfazer a sua necessidade inicial: 1g. - no comedouro com comida; 2 gr. - na água; 3 gr. - na água doce; 4 gr. - na água salgada.

Assim, a necessidade interna inicial determina absolutamente o comportamento de cada animal no ambiente externo.

Os fisiologistas americanos Aldzi, Braley e Lilly implantaram microelectrodos em várias zonas do cérebro e descobriram, através de experiências de auto-irritação, que existem neurónios que os animais procuram constantemente irritar. Estes neurónios foram designados por zonas de arranque. Descobriram também neurónios que os animais evitam irritar - zonas de paragem. As reacções que surgem aquando da irritação destas zonas podem ser representadas sob a forma do esquema seguinte:

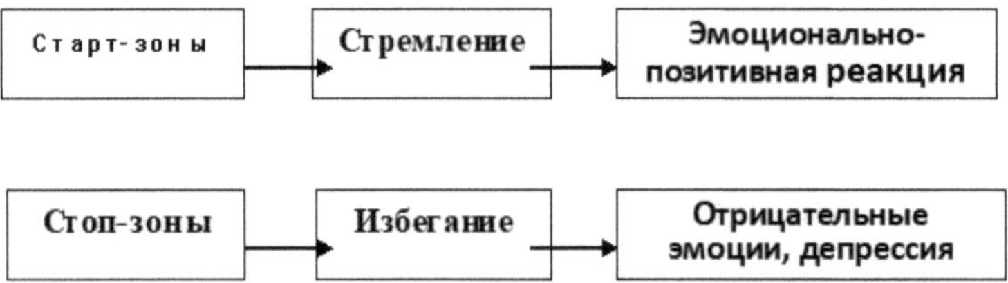

Os investigadores Wicks, Thomson e Denau realizaram experiências com ratos e macacos para lhes ensinar reacções de complexidade variável. Descobriram que o processo de aprendizagem era significativamente mais rápido quando o reforço era dado com uma infusão intravenosa de estupefacientes.

Em 1975, os investigadores escoceses Kosterlitz e Hughes descobriram peptídeos opióides (endorfinas e encefalinas - drogas produzidas no nosso organismo) em extractos cerebrais que bloqueiam os receptores opiáceos e provocam efeitos hedónicos.

Com base no que precede, é possível apresentar os processos que ocorrem no organismo quando se utiliza um medicamento externo sob a forma do esquema seguinte:

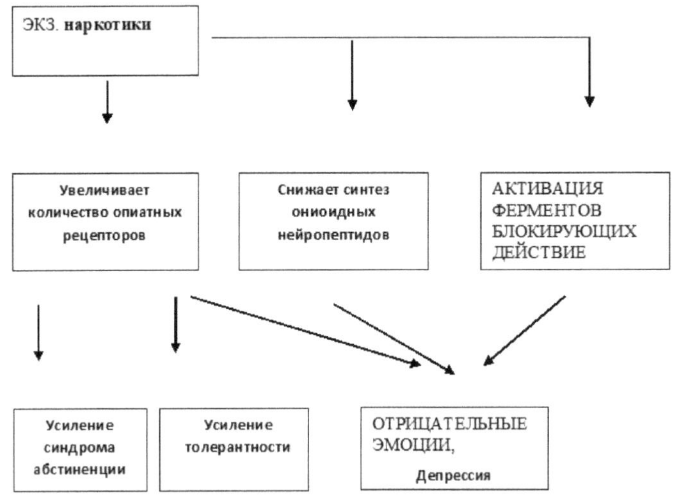

Este esquema mostra que, ao consumir uma droga, o número de receptores opiáceos aumenta em ligação direta, o que conduz, por um lado, a um aumento da tolerância (para obter um efeito hedónico, é necessário aumentar a dose de cada vez) e, por outro, a um aumento da síndrome de abstinência (ou seja, a dose anterior não satisfaz). Por feedback, a síntese dos neuropeptídeos opióides é fortemente reduzida, pois a dose de droga externa é 100 vezes superior à dose de droga interna sintetizada no organismo. Por outro lado, há ativação de enzimas que bloqueiam o efeito do fármaco (devido à dose elevada). Assim, o aumento do número de receptores opiáceos, a diminuição da síntese de neuropeptídeos opiáceos e a ativação de enzimas que bloqueiam a ação da droga conduzem a emoções negativas (depressão), que só desaparecem quando a necessidade real é satisfeita, ou seja, o consumo de uma droga - um círculo vicioso.

O aparecimento de uma motivação patológica no consumo de drogas (toxicodependência) pode ser explicado com a ajuda dos sistemas funcionais do organismo (FUS). Entre todos os FUS, o dominante é o FUS que mantém o teor ótimo de droga no organismo (endorfinas e encefalinas). O facto é que o metabolismo dos neurónios hipotalâmicos está intimamente relacionado com uma determinada concentração de neuropeptídeos opióides (o resultado adaptativo benéfico final - KPPP). O hipotálamo é o peutzmecker de todas as motivações biológicas e, antes que qualquer comportamento possa ser executado para satisfazer uma necessidade real do organismo (retorno da CPPD a um nível ótimo), deve ser criada uma concentração óptima de neuropeptídeos opióides. Quando se utilizam drogas vindas do exterior, a síntese dos neuropéptidos opióides é inibida por feedback (a dose de uma droga externa é quase cem vezes superior à concentração de neuropéptidos). Com o consumo frequente de drogas, a função dos neurónios que produzem neuropeptídeos opióides atrofia-se. A pessoa é forçada a consumir drogas do exterior.

ESTADIAMENTO PATOLÓGICO

1.	Estimulação da resposta emocional positiva (dependência, dependência);

2.	Dependência mental (abstinência, tolerância);

3.	Dependência física (diminuição da produção de liberinas e estatinas, alterações do tónus do SNA).

Aula 39.

Tópico: Adaptação do organismo a vários factores, mecanismos e fases. O stress e as suas fases. Classificação do stress e dos factores de stress. Síndrome de adaptação geral e seu mecanismo. Sistemas de stress - realização e stress - limitação.

Objetivo - conhecer o conceito de adaptação, os seus mecanismos e fases.

Objectivos -.

(a) Mostrar os mecanismos de adaptação do organismo aos diferentes factores;

b) especificar as fases de adaptação (de equilíbrio, de transição e estável) e os processos que ocorrem em cada fase;

c) revelar a síndrome de adaptação geral e o seu mecanismo;

d) apresentar uma classificação dos factores de stress e dos stressores;

e) especificar os sistemas de realização e de limitação do stress.

Conteúdo:

A adaptação é a adaptação do organismo às mudanças nas condições naturais, industriais e quotidianas. O objetivo da adaptação é restabelecer a homeostasia (relativa constância dinâmica do ambiente interno e das funções fisiológicas) do organismo em condições ambientais alteradas. As capacidades de adaptação do organismo são uma medida da sua saúde. Existem três fases de adaptação: 1f - "fase de emergência" - desenvolve-se logo no início. Nesta fase, há uma mobilização dos sistemas que reagem à alteração das condições ambientais devido à ativação do sistema simpático-adrenal (o tom da secção simpática do sistema nervoso autónomo e a função da camada cerebral das glândulas supra-renais aumentam. O nível de mobilização do sistema pode ultrapassar o nível de reserva funcional e, nesse caso, pode ocorrer um "crash", ou seja, uma perturbação deste sistema. 2f - Fase transitória de adaptação. Nesta fase, procede-se à procura dos sistemas do organismo para o nível ótimo de funcionamento, correspondente às condições alteradas. Ao mesmo tempo, a intensidade das alterações hormonais diminui, a função de um certo número de sistemas inicialmente envolvidos na reação diminui gradualmente. 3f - fase estável de adaptação, ou resistência, pois nesta fase aumenta a resistência do organismo à ação dos factores provocados pelas alterações das condições ambientais. Nesta fase, observa-se um novo nível de atividade dos elementos da membrana celular dos tecidos, que foram reorganizados devido à ativação temporária dos sistemas auxiliares na primeira fase de adaptação. Ao mesmo tempo, os sistemas auxiliares podem funcionar ao nível inicial (antes da alteração das condições do habitat) ou a um nível inferior ao inicial.

Síndrome de adaptação geral - em 1936, G. Sellier formulou a sua ideia de stress e introduziu um novo conceito "Síndrome causado por diferentes agentes nocivos" ou "síndrome de adaptação geral" ou "síndrome de stress biológico" - é uma reação neuro-humoral não específica do organismo à ação de factores de stress (todos os factores do ambiente externo e interno que são perigosos para a saúde e integridade do organismo). A síndrome de adaptação geral, ou stress, é geralmente designada por reação de ativação dos mecanismos homeostáticos, e os processos que asseguram a adaptação do organismo à atividade em novas condições são designados por adaptação. O organismo responde a qualquer estímulo extremo (stressor) com uma reação complexa. Esta reação é constituída por reacções específicas (adequadas ao estímulo em causa) e por reacções gerais não específicas (características de qualquer stressor). A reação geral não específica que surge sob a ação de qualquer stressor é uma manifestação fisiológica da síndrome de adaptação geral.

Stress - da palavra inglesa stress - tensão. Atualmente, existem várias definições de stress: 1) o stress é uma reação inespecífica do organismo a qualquer exigência do exterior (G. Sellier, 1974); 2) o stress é uma reação do organismo a um estímulo significativo; 3) o stress é uma forma de conseguir a resiliência (estabilidade) do organismo quando este é exposto a um fator prejudicial. É feita uma distinção entre o stress físico e o stress emocional (psicogénico). No stress físico, existe uma defesa contra os efeitos de factores físicos (hipoxia, calor, frio, queimaduras, traumatismos, etc.). No stress emocional, há uma defesa contra os factores psicogénicos que provocam emoções negativas. G. Sellier introduziu o conceito de eustress e de distress. O eustress (stress bom) caracteriza-se pelo facto de a reação protetora do organismo se processar sem danos, sem dor. O distress (stress excessivo) caracteriza-se pelo facto de a defesa do organismo ocorrer com danos, com enfraquecimento das suas capacidades. Etapas do stress: 1ª - a etapa da ansiedade divide-se em duas fases: a) a fase de choque - de curta duração, segue-se imediatamente após a ação do estímulo. Caracteriza-se pela inibição do SNC, diminuição da PA, do tónus muscular, da temperatura corporal, do nível de glicose, dos leucócitos. A resistência do organismo é reduzida. Se a força do estímulo for grande, a morte pode ocorrer nesta fase. Se a força do stress for pequena, a fase de choque está ausente e surge imediatamente a fase de contra-choque, durante a qual a resistência do organismo aumenta; 2ª - a fase de resistência caracteriza-se pela resistência máxima do organismo ao stressor. Nesta fase, a tensão dos sistemas reguladores diminui; 3ª fase - a fase de exaustão ocorre aquando da ação de stressores fortes e prolongados. Nesta fase, a resistência do organismo diminui e surgem as doenças de adaptação.

Os factores de stress são todos os factores do ambiente externo e interno que provocam uma resposta ao stress e que são perigosos para a saúde e a integridade do organismo. Estes factores incluem: 1) estímulos ambientais nocivos (gases, radiações, calor, hipoxia, etc.); 2) perturbação dos processos fisiológicos do organismo (todas as doenças); 3) trabalho sob pressão de tempo; 4) trabalho em condições de risco para a própria vida ou para os outros; 5) perceção de ameaça à vida; 6) isolamento e confinamento; 7) ostracismo (exílio, perseguição), pressão do grupo; 8) falta de controlo sobre os acontecimentos; 9) falta de objetivo na vida; 10) privação - falta de estímulos. Sellier acreditava que a falta de objetivo é um dos factores de stress mais fortes que provoca o desenvolvimento de processos patológicos (úlcera gástrica, enfarte do miocárdio, hipertensão).

O sistema de implementação do stress é um complexo regulador que ativa e coordena todas as alterações no organismo que constituem a resposta adaptativa aos factores de stress.   Os sistemas realizadores de stress incluem: 1) ativação da secção simpática do sistema nervoso autónomo (devido à ativação dos núcleos posteriores do hipotálamo), que leva a um aumento da função do SSS, da respiração e dos músculos esqueléticos. Este sistema, devido às reservas limitadas de mediadores, actua durante um curto período de tempo. Quando a ação do stressor é mais prolongada, é ativado o seguinte sistema: 2) camada cerebral da glândula suprarrenal - libertação de adrenalina e noradrenalina para o sangue, o que provoca um aumento da pressão arterial, um aumento do débito cardíaco, uma diminuição do fluxo sanguíneo nos músculos e órgãos ociosos, um aumento dos ácidos gordos livres, dos triglicéridos, do colesterol e dos níveis de glicose. Muitas vezes, estes dois sistemas são combinados como o sistema simpático-adrenal. Se o stressor continuar a atuar, são activados outros mecanismos endócrinos (eixos endócrinos); 3) o sistema adrenocortical é o elo central do sistema de libertação do stress. Este mecanismo é ativado quando o sistema simpático-adrenal é ineficaz: córtex - hipotálamo - libertação de corticoliberina - lobo anterior da hipófise - libertação de ACTH - córtex suprarrenal - libertação de glucocorticóides (cortisol, hidrocortisona). Estas hormonas aumentam significativamente a reserva de energia: o nível de glicose e de ácidos gordos livres aumenta. Com o aumento da libertação de ACTH, aumenta a produção de aldosterona, aumentando a reabsorção de iões de sódio, o que leva ao aumento da reabsorção de água e ao aumento da pressão arterial; 4) em simultâneo com a ativação do sistema adrenocortical, ocorre a ativação do sistema somatotrópico: córtex - hipotálamo - libertação de somatoliberina - lobo anterior da hipófise - libertação de hormona somatotrópica - formação hepática de somatomedinas - aumenta a resistência à insulina, acelera a mobilização das gorduras armazenadas no organismo, o que acaba por levar a um aumento da glicemia e dos ácidos gordos livres; 5) pode ocorrer ativação do sistema tiroideu: córtex - hipotálamo - libertação de tireoliberina - lobo anterior da hipófise - libertação de hormona tiroideia - glândula tiroideia - libertação de hormonas tiroideias da glândula tiroideia (triiodotironina e tiroxina), que aumentam a sensibilidade dos tecidos às catecolaminas, aumentam o nível de formação de energia, activam a atividade do coração, há um aumento da pressão arterial; 6) a ativação do sistema parassimpático não está suficientemente estudada: sabe-se que este sistema está envolvido na hiperinsulinémia.

Sistema limitador de stress - no processo de evolução do organismo surgiram mecanismos que impedem o aparecimento de efeitos secundários dos factores de stress ou reduzem a intensidade do seu impacto no corpo, impedindo o desenvolvimento de danos, incluindo doenças psicossomáticas. O funcionamento destes sistemas é efectuado através do mecanismo de autorregulação e de feedback negativo. Os sistemas limitadores de stress incluem: 1) melatonina - uma hormona da epífise, coordena a interação dos sistemas nervoso, endócrino e imunitário em resposta ao stress. Esta hormona inibe a produção de corticoliberina no hipotálamo, de ACTH na hipófise e de esteroidogénese nas glândulas supra-renais com uma secreção muito elevada de glucocorticóides. A melatonina estimula a ativação de outros sistemas limitadores de stress, é um poderoso antioxidante endógeno, inibe a peroxidação lipídica e protege as proteínas e o aparelho genético da célula dos danos causados pelos radicais livres; 2) Sistema GABAérgico - tem o seu efeito no SNC e nas terminações nervosas periféricas, limita a secreção de corticoliberina, ACTH e a libertação de noradrenalina e adrenalina. Este sistema impede o desencadeamento da resposta ao stress; 3) o sistema opioidérgico, que inclui os péptidos opióides (endorfinas, encefalinas, dinorfinas) libertados pelos neurónios centrais do SNC, da adeno-hipófise e da medula suprarrenal. Este sistema limita os efeitos nocivos das catecolaminas e inibe a produção de corticoliberina, vasopressina, oxitacina, glucocorticóides e catecolaminas. Além disso, sendo um componente do sistema antinociceptivo, reduz a sensibilidade à dor e à ansiedade e, assim, reduz a intensidade da reação emocional que desencadeia a resposta ao stress; 4) óxido nítrico - libertado em simultâneo com a noradrenalina a partir das terminações dos neurónios simpáticos e previne o vasoespasmo, aumenta a atividade das enzimas antioxidantes e aumenta a síntese das proteínas de choque térmico (proteínas de stress) evitando a desnaturação das proteínas celulares; 5) os sistemas locais limitadores do stress tecidular são representados por substâncias formadas nos próprios tecidos: prostaglandinas, adenosina, antioxidantes (proteínas - ceruloplasmina, mioglobina, transferrina; enzimas - superóxido dismutase, catalase, glutationa peroxidase; pequenas moléculas - glutationa, vitaminas C, E, betacarotinas). Os glucocorticóides, que são libertados sob a ação do stress, contribuem para a ativação da peroxidação lipídica com a formação de radicais livres, que levam à ativação de muitas reacções bioquímicas na célula, o que perturba a sua atividade vital. Os antioxidantes são "supressores" endógenos destes processos de radicais livres; 6) sistema parassimpático - a sua ativação sob stress é o mecanismo mais importante de proteção contra os efeitos secundários dos glucocorticóides e outros participantes da reação de stress: córtex - hipotálamo - centros parassimpáticos do tronco cerebral e da parte sacral da medula espinal. Para além do desencadeamento natural deste mecanismo, é possível aumentar artificialmente a atividade deste sistema, que pode ser utilizado como medida preventiva na luta contra os efeitos excessivos do stress: atividade física moderada (após a qual o tónus do sistema parassimpático aumenta), relaxamento muscular, meditação, alteração da respiração (a transição para a respiração diafragmática aumenta a atividade da parte parassimpática do sistema nervoso autónomo).

Aula 40.

**<u>Tópico: Desempenho mental e físico de uma pessoa, formas de
o determinar.</u>**

Objetivo - conhecer o conceito de desempenho físico e mental e a
forma de o determinar.

Objectivos -.

(a) Indicar as fases do desempenho físico;

b) familiarizar-se com as formas de determinar o desempenho
físico e mental.

Conteúdo:

A capacidade de trabalho é um dos conceitos básicos da fisiologia
do trabalho. A capacidade de trabalho é a capacidade potencial de uma
pessoa para realizar um trabalho físico (capacidade de trabalho física - CT)
ou mental (capacidade de trabalho mental - CT) durante um determinado
período de tempo. A capacidade de trabalho depende de muitos factores,
incluindo o desenvolvimento mental e físico, o grau de formação, o grau
de adaptação ao trabalho físico e mental, todos os factores das condições
de trabalho e o estado de saúde.

DESEMPENHO FÍSICO

Existem os seguintes métodos de avaliação dos FR:

a.   Determinação da FR através do teste de Cooper - neste
caso, o sujeito deve correr uma distância de 2400 metros durante um
tempo.

b.   Teste PWC170 - determinar a carga a que a frequência
cardíaca atinge 170 batimentos/minuto. Esta é considerada a carga
ideal, porque até 170 batimentos/minuto a relação entre a potência da
carga realizada e a frequência cardíaca é direta, e após 170
batimentos/minuto esta relação é quebrada. O teste PWC170 é

180

realizado de duas formas: a) é dada uma carga numa bicicleta ergométrica e, de 2 em 2 minutos, aumentamos a potência da carga (no final do segundo minuto medimos a pulsação) até a pulsação atingir 170 ud/min; b) de acordo com V.L. Karpman - primeiro damos uma carga, que o investigador executa durante 5 minutos, depois descansa durante 3 minutos e é dada a segunda carga, que também é executada durante 5 minutos. Registamos a potência de ambas as cargas, a frequência de pulso na primeira e na segunda carga (em 4mi 30 seg. após o início da carga) e, de acordo com uma fórmula especial, calculamos a carga em que o pulso atingirá 179 batimentos/min.

c.   Determinar o consumo máximo de oxigénio (MOC). Determinamos o consumo de oxigénio em cargas de diferentes capacidades até que o aumento da carga não conduza a um aumento do consumo de oxigénio. Até uma determinada capacidade de carga, o CMP varia em proporção direta - à medida que a capacidade de carga aumenta, o consumo de oxigénio aumenta.

d.   Teste do degrau - este teste utiliza um degrau de 50 cm de altura. O sujeito do teste efectua duas cargas com diferentes frequências de subida e descida do degrau. As cargas são efectuadas durante 5 minutos cada. Entre as cargas, descansa 3 minutos. Registamos a FC (frequência cardíaca) após cada carga e, em seguida, de acordo com uma fórmula especial, calculamos a atividade física da pessoa testada.

e.   A FR pode ser avaliada através da caraterização da reserva funcional do organismo, que pode ser determinada por ritmogramas de correlação ou variação dos intervalos cardíacos em repouso e durante o exercício de diferentes potências.

DESEMPENHO MENTAL

O desempenho mental pode ser definido da seguinte forma:

1. O estudo da memória - a curto e a longo prazo. Quanto maior for a capacidade de memória, maior será a eficiência mental de uma pessoa.

2. Investigação sobre a atenção - existe uma correlação direta entre a atenção e o desempenho mental. A atenção pode ser avaliada através dos seguintes testes: a) teste de correção; b) utilização de linhas quebradas; c) tabela vermelho-preto de diferentes níveis de complexidade: teste de Krepelin

3. O estudo da capacidade lógica é determinado por; a) cifrar; b) identificar um padrão; c) identificar analogias

A eficácia de qualquer capacidade de trabalho é limitada pela fadiga. A fadiga é uma redução do desempenho causada pelo trabalho anterior e tem um carácter temporário. Se ocorrer durante o SD, fala-se de fadiga mental, e se ocorrer durante o FR, fala-se de fadiga física. O estado de fadiga manifesta-se em alterações dos processos fisiológicos, na redução da produtividade do trabalho, em alterações do estado mental. Estas alterações são determinadas pelo registo dinâmico de vários índices vegetativos, bem como pelo estudo do estado mental através de vários testes psicofisiológicos.

<u>Lista da literatura utilizada</u>

1. Khalimova F.T. Curso breve de fisiologia normal Chisinau: LAP LAMBERT, 2023, 221 p. ISBN 978-620-5-63127-0.

2. Atlas de fisiologia normal\ Editado por N.A. Agajanian. - Escola Superior M., 1987. - 351c.

3. Fisiologia normal. Curso de fisiologia dos sistemas funcionais \ Sob a direção de K.V. Sudakov. - M. MIA, 1999. - 718c.

4. Fisiologia normal. Livro de texto, ed. por V.A. Polyantsev. - M. Medicine, 1989. - 239c.

5. Fundamentos de fisiologia humana. Livro de texto / N.A. Agajanian. M - RUDN.- 468 p.

6. Fundamentos de fisiologia humana. Livro de texto em 3 volumes \ Editado por Acad.   RAMS B.I. B.T. Tkachenko. SPb., 1994. - T.1 - 567c, São Petersburgo, 1994, - T.2 - 413c. - M. Liter, 1998, Vol.3 - 474c

7. Características da fisiologia das crianças. Livro de texto, ed. por V.M. Smirnov. - M. RGMU, 1993. - 168c

8. Fisiologia Humana. Compêndio \ Editado por Acad. RAMS B.I. Tkachenko, Prof. V.F. Pyatin, Samara. Casa da Imprensa, 2003. - 496c.

9. Fisiologia. Fundamentos e sistemas funcionais. Curso de palestras \ Editado por K.V. Sudakov. - I. Medicina, 1999. - 784c.

10. Shukurov F.A., Halimova F.T. Curso de palestras sobre fisiologia normal, volume um. Chisinau: LAP LAMBERT, 2023, 237 c. ISBN 978-620-5-63277-2.

11. Shukurov F.A., Halimova F.T. Fisiologia normal: Livro de texto para estudantes de universidades médicas Maurícia: LAP

LAMBERT, 2020. - 345 c. - ISBN 978-620-2-80134-8. - EDN RVIRER.

12. Shukurov F.A., Halimova F.T. Fisiologia em esquemas e desenhos. Chisinau: LAP LAMBERT, 2022, 158 c. ISBN 978-620-5-51354-5.

13. Orlov R.S., Nozdrachev A.D. Fisiologia normal. Livro de texto para universidades, grupo editorial "GEOTAR-Media", Moscovo, 2005, 687 pp.

14. Shukurov F.A. Physiology of Man (Fisiologia do Homem). Dushanbe, 2009, 320 p

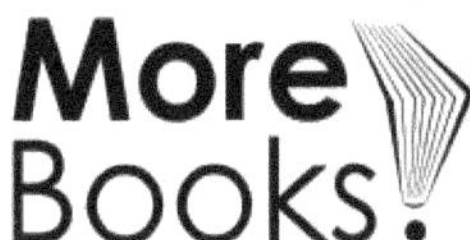
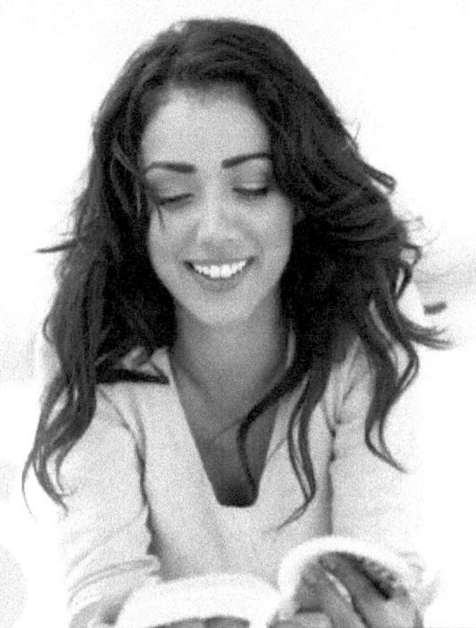

I want morebooks!

Buy your books fast and straightforward online - at one of world's fastest growing online book stores! Environmentally sound due to Print-on-Demand technologies.

Buy your books online at
www.morebooks.shop

Compre os seus livros mais rápido e diretamente na internet, em uma das livrarias on-line com o maior crescimento no mundo! Produção que protege o meio ambiente através das tecnologias de impressão sob demanda.

Compre os seus livros on-line em
www.morebooks.shop

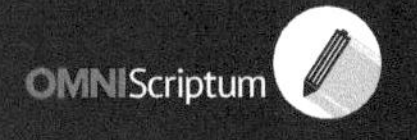

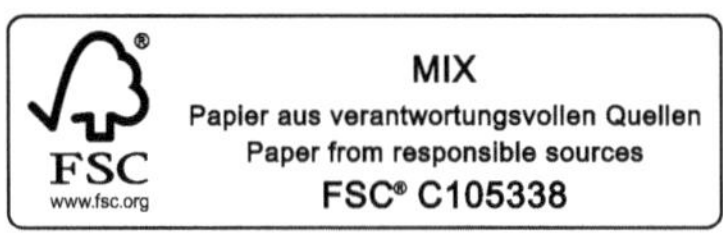

Printed by Books on Demand GmbH, Norderstedt / Germany